保健医療福祉専門職のための
事業化・施策化のすすめ方

編 著 吉岡 京子
執 筆 塩見 美抄
片山 貴文
細谷 紀子

クオリティケア

著者一覧

吉岡　京子

　　国立保健医療科学院生涯健康研究部公衆衛生看護研究領域　主任研究官

塩見　美抄

　　兵庫県立大学看護学部　准教授

片山　貴文

　　兵庫県立大学看護学部　教授

細谷　紀子

　　千葉県立保健医療大学健康科学部看護学科　准教授

はじめに ── 上流から地域の健康問題を支援する
　　　　　　ご当地システムづくりをすすめるために

　かつて現場で駆け出しの保健師として勤務していた頃、毎日家庭訪問を行う中で「同じような問題を訴える住民」の方にたくさん遭遇しました。私はその頃から「どうすれば住民の健康問題に基づく効果的なサービスを提供できるのか」ということを考え続けて参りました。幸いにも大学院進学のチャンスを頂き、現場のニーズに基づく政策形成をテーマとして、「事業化・施策化」という切り口で研究を始めました。インタビュー調査をさせて頂く中で、次第に「事業化・施策化をすすめるための具体的な方策がある」ということを確信すると共に、現場にはまだ十分に整理されていない暗黙知があることに気がつきました。大学院終了後に再び現場で奉職させて頂くことになり、研究で得られた知見を実践の場で検証する機会に恵まれました。現場で様々な提案や調査をさせて頂く中で、改めて事業化・施策化の方法論について再考すると共に、「事業化・施策化は神業ではなく、専門職の基本的な技術として身につけてほしい」、「専門職が住民や地域の健康問題に即した事業化・施策化を効果的にすすめるためには、知の共有化を図る必要がある」と考えるようになりました。

　地域では様々な保健医療福祉に携わる専門職が、住民の健康問題を解決するために日夜個別支援に奔走しています。現場の仕事は個別支援が基本かつ中心的業務です。これは恐らく昔から変わっておらず、これからも変わることはないでしょう。しかし個別支援だけに終始していては、専門職の前に現れる困難を抱えた住民の数は一向に減りません。「皆の健康をまもる」という公衆衛生の原点に立ち返りますと、健康問題の発生そのものを予防する「より上流から支援する仕組みづくり」について考え、政策提案していくことが必要ではないでしょうか。現場に正解はありませんが、日頃の個別支援の中から今解決すべき地域の健康問題を関係者が協力して特定し、その解決に向けて前進しなければなりません。もちろん新たな仕組みづくりや従来のやり方を変えるためには、エネルギーが必要です。忙しいのに余分な仕事を増やしたくないと思われる方もいらっしゃるでしょう。しかし、超高齢社会における莫大な医療費削減や健康寿命の延伸という未曽有の課題に取り組むためには、個々の専門職がより上

はじめに

流から地域の健康問題を支援する仕組みづくりについて考え、それに即した「ご当地システム化」を具現化していく必要があると思います。

　本書は事業化・施策化に関する知の共有化を図るため、研究知見や実践の様々なノウハウをコンパクトに体系化しました。どこからお読み頂いても構いません。また皆様が地域の健康問題について考えたり、議論される際にお役立て頂けるように、重要なポイントやよくある失敗についてもふんだんに盛り込み、ワークシートもお付けしました。

　読者の皆様が本書を読まれた後に「住民のために事業化・施策化に取り組んでみよう」と、新たな第一歩を踏み出す一助となれば幸甚です。

著者を代表して

吉岡　京子

目 次

著者一覧 …………………………………………………………………………………… ii

はじめに …………………………………………………………………………………… iii

第1章　日常業務での気づきからスタートする事業化・施策化の重要性 …… 1

1　なぜ専門職は事業化・施策化に取り組まなければならないのか ………………… 2
2　失敗から学ぼう ……………………………………………………………………… 4
3　個別支援の経験が事業化・施策化の礎になる ……………………………………… 5

第2章　事業化・施策化のプロセス …… 7

1　政策体系の理解：政策、施策、事業の関係性 ……………………………………… 8
　1）政策・施策・事業の基本 ………………………………………………………… 8
　2）政策・施策・事業を具体例で理解しよう！ …………………………………… 9
　3）政策・施策・事業の関係性をふまえた事業化・施策化のポイント ………… 11
　　（1）「木を見て森を見ず」にならないように！ ………………………………… 11
　　（2）住民ニーズに即した施策化を！ …………………………………………… 12
2　政策過程モデル ……………………………………………………………………… 13
　1）課題設定 ………………………………………………………………………… 13
　2）政策（施策・事業）案作成 …………………………………………………… 15
　3）政策（施策・事業）決定 ……………………………………………………… 16
　4）政策（施策・事業）実施 ……………………………………………………… 17
　5）政策（施策・事業）評価 ……………………………………………………… 19

第3章　事業化・施策化のポイント …… 23

1　日常業務での気づきを整理する …… 24
　　1)　「この仕事をやっていてよかった」事例 …… 24
　　2)　水難救助の例で考えてみよう …… 25
2　なぜその問題が発生しているのか背景を要因分析する …… 29
　　1)　忙しさはいったい何なのか …… 29
　　2)　目の前の事例や認識した問題の背景要因を分析し、真の課題を明らかにするための方法 … 32
3　要因分析で陥りやすいピットホール …… 35
　　1)　事業化・施策化に向いている問題と不向きな問題 …… 35
　　2)　その事例に着目する事で、地域の健康レベルの向上に貢献できるか …… 36
　　3)　「困っているのは誰なのか」を明確化する作業 …… 37
　　4)　当初設定された問題が真の問題ではない場合がある …… 37
　　5)　職場の仕組みや関係機関の対応の批判に終始しない …… 38
4　根拠を整理する：データ、法的根拠等の活用 …… 39
5　仲間をつくる …… 45
　　1)　仲間を見つける …… 45
　　2)　組織内で仲間をつくる …… 46
　　3)　仲間を広げる …… 48
6　予算を獲得するための方法を理解する …… 49
　　1)　どのような予算を使うのか …… 49
　　2)　費用対効果をどう示すのか …… 50
　　　(1)　事業費の算出 …… 50
　　　(2)　事業実施による成果の見積もり …… 51
7　自分の仕事の専門性を他職種に理解してもらう …… 54
8　事業案作成時に陥りやすいピットホール …… 58

第4章　職場で事業化・施策化について検討する際のポイント …… 63

1　グループワークの進め方 …… 64
　　1)　因果関係図の結果から考える場合 …… 64
　　2)　因果関係図の原因について考える場合 …… 65
　　3)　事業案の方向性を考える場合 …… 65
　　4)　事業案の内容を具体化させていく場合 …… 66
2　事業化・施策化が困難となる理由 …… 69
　　理由その①　ないない呪縛 …… 69
　　理由その②　地域診断ありきの考え …… 70

理由その③　前例主義の組織文化 ………………………………………… 70
　　理由その④　諦めの境地 ……………………………………………………… 71

第5章　具体的な事例 …………………………………………… 73

1　母子保健 ……………………………………………………………………………… 74
　　（因果関係図の中心となる事例）……………………………………………… 74
　　（類似問題を抱える事例）……………………………………………………… 74
　　（因果関係図の中心におく問題）……………………………………………… 74
　　（原因）…………………………………………………………………………… 74
　　（結果）…………………………………………………………………………… 75
　考えた事業提案書 ……………………………………………………………… 78
　　事業名：育児支援ヘルパー派遣事業 ………………………………………… 78
2　生活習慣病の予防、健康づくり運動 …………………………………………… 79
　　（因果関係図の中心となる事例）……………………………………………… 79
　　（因果関係図の中心におく問題）……………………………………………… 79
　　（原因）…………………………………………………………………………… 79
　　（結果）…………………………………………………………………………… 79
　考えた事業提案書　その1 …………………………………………………… 82
　　事業名：階段への健康増進メッセージ貼り付け事業 ……………………… 82
　考えた事業提案書　その2 …………………………………………………… 84
　　事業名：健康増進員ボランティア育成事業 ………………………………… 84
3　難病 …………………………………………………………………………………… 85
　　（因果関係図の中心となる事例）……………………………………………… 85
　　（類似問題を抱える事例）……………………………………………………… 85
　　（因果関係図の中心におく問題）……………………………………………… 85
　　（原因）…………………………………………………………………………… 86
　　（結果）…………………………………………………………………………… 86
　考えた事業提案書 ……………………………………………………………… 87
　　事業名：ALS患者交流会事業 ………………………………………………… 87
4　支援を要する高齢者を潜在化させない早期把握・支援体制整備 ………… 90
　　（因果関係図の中心となる事例）……………………………………………… 90
　　（類似問題を抱える事例）……………………………………………………… 90
　　（因果関係図の中心に置く問題）……………………………………………… 91
　　（原因）…………………………………………………………………………… 91
　　（結果）…………………………………………………………………………… 91
　考えた事業提案書 ……………………………………………………………… 94
　　事業名：支援を要する高齢者の早期把握システムの整備 ………………… 94

最終章	施策化を進めていくために 97

1 地域ケアシステムの青写真（理想）を描き具現化する力 99
 1）支援対象者が、どういうふうになればよいのかという青写真（理想像）を描く 99
 2）理想と現実の間にどの程度ギャップがあるのかを明確化し、目標値を設定する ... 100
 3）既存の事業・施策では十分に解決しきれない課題であることを
  根拠に基づき整理する 100
 4）施策・事業としての位置付けを検討し、明文化する 102
 5）当初描いた青写真（理想像）と照らし合わせて、どこの部分が
  どれだけ進んでいるか（または遅れているか）、さらに強化が必要な
  部分を明確化する 103
2 根拠を整理しまとめる力 104
3 みんなを巻き込む力 105
 1）1枚紙の資料を作り、みんなで活用する 105
 2）会議体を設置する 106
 3）スケジュールを見える化する 107
 4）近隣と一緒に取り組む 108
4 担当業務は全体の一部であることを意識する力 109

索　引 111

おわりに 113

著者略歴 115

付　録　要因分析シート（因果関係図）......... 116
   事業提案書 118

第1章 日常業務での気づきからスタートする事業化・施策化の重要性

第 1 章　日常業務での気づきからスタートする事業化・施策化の重要性

1　なぜ専門職は事業化・施策化に取り組まなければならないのか

　地域の様々な機関で働く保健医療福祉専門職（以下、専門職）は、日常業務を通して住民の声を直接的または間接的に聞き得る立場にある。住民の声を聞く機会は、個別支援をしている時、保健福祉事業を実施している時、住民からの電話相談や窓口への来所、メールによる問い合わせ、アンケートへの回答など多岐にわたっている。組織の最前線で働く専門職は、個々の住民の相談に対応し、問題解決を支援するという「個別支援機能」を活かしている。一方、現場で働いていると「似たような問題を抱えて困っている住民」に次々と出会うことがある。目の回るような忙しさに追われていると、「個別支援で手一杯、これ以上忙しくなるような仕事は出来ない」という気持ちになるのではないだろうか。もちろん一人ひとりを支援することは重要なことだが、より多くの「似たような問題を抱えて困っている住民」を効果的に支援するために、私たちはどうしたらよいだろうか。

　広く地域住民全体の健康に関わるような課題を効果的かつ効率的に改善するための方策として、施策に位置付け、事業として提供する「事業化・施策化」は、その一つの解である。この活動は、健康の不平等と関連する健康課題の改善とより良い社会の構築に貢献している。欧米では「事業化・施策化」は「policy development/program planning skills」とされ、専門職のコアコンピテンシーの一つに位置付けられ、重視されている[1]。

　私たち専門職が「事業化・施策化」に携わらなければならない目的は、大きく6つに大別されている[2]。すなわち、①住民の健康と福祉の向上、②ケアへのアクセスの改善、③ケアの安全性の改善、④ケアの質の改善、⑤ケアの格差の是正、⑥ケアのコストの削減、である。これらに⑦将来深刻化する可能性のある問題の発生を未然に防ぐという公衆衛生における重要な視点である「予防」を加えておきたい。なぜならば、問題が深刻化するかどうかという見通しは、ある程度専門的知識を持っていなければ判断することが難しいからである。つまり専門職は、現状に基づき近い将来どうなるのかという予測を立てながら、予防的に活動することが必要になる。

　多くの専門職は、基礎教育では個別支援を中心に学習し、臨地実習を積んできている。しかし現場に出てみると、様々な政策や施策を理解し、国や都道府県等が描いたビジョンやシステムをどのように現場に適用していくのか、また現場で起きていることをどのように政策・施策に反映させていくのかを考える必要に迫られる。地方分権推進一括法や介護保険法など地域にとって重要な法律が相次いで施行された2000年

以降、様々な専門職の教科書や論文において専門職として計画策定や政策形成に関与していく必要性が少しずつ示されるようになってきた。

　事業化・施策化には、「政策からの施策化」と「ニーズからの施策化」の2方向があることが明らかにされている[3]。「政策に基づく施策化」は、トップダウンで国や都道府県等が打ち出した政策を現場に適用する際に、各々の住民ニーズに合った形になるように工夫し、保健福祉サービスとして提供していくことである。新たな法律の施行や政策の実施は、そのひとつの例である。トップダウン型の「政策に基づく施策化」は、枠組みや実施内容がある程度決まっている場合が多いが、補助金付きで下りてくることも多く、確実に実行される可能性が高いという点がメリットである。

　一方、「ニーズからの施策化」は、ボトムアップで現場の住民ニーズに基づいて事業や施策を形成していく取り組みである。おそらく現場ではトップダウン型の「政策に基づく施策化」が多くを占め、ボトムアップ型の「ニーズからの施策化」は実現しにくいと感じている方も少なくないのではないだろうか。ボトムアップ型の「ニーズからの施策化」は、全くの新規事業・施策として企画される場合には、予算化されていないことが多いため、組織内外の関係者との調整や合意形成、予算獲得の苦労が少なからずある。このため準備にある程度時間を要する場合がある。しかし、ひとたび実現して地域の健康問題が広く改善されるような成果が上がれば、住民の健康問題の改善のみならず業務の効率化やスタッフのスキルの底上げなどにもつながる可能性がある。どちらの方法であっても、住民ニーズに即した施策・事業を形成し、具体的なサービスを提供するという点に変わりはない。

　住民に最も近い立場で働く専門職は、地域の未解決の課題や住民のニーズを的確に把握し、行政あるいは所属組織で取り組むべき課題をいち早く見つけ、その解決策を提案していく重要な役割を担っている[4]。つまり、日頃から地域に出向き住民と接する機会の多い専門職は、地域の未解決の課題や住民ニーズを把握しやすい立場にあり、「ニーズからの施策化」を展開する上で好位置につけていると言える。専門職は住民の「声なき声」に耳を傾け、日常業務での気づきを大切にし、事業化・施策化の礎としてほしい。地域の様々な機関に専門職が配置されているのは、個別支援を提供するという役割に留まらず、それを通して把握した地域の問題を施策やシステム形成に活かし、よりよい地域づくりを進めていくためなのである。

2　失敗から学ぼう

　事業化・施策化の研修を依頼されることがあるが、参加者の悩みは非常に多岐にわたっている。よく聞く悩みは、「自分自身、どのように事業化・施策化を展開していけばよいのか説明できない。まして後輩からその具体的な方法について質問されても答えられない」、「課長に事業化・施策化の必要性について説明を求められても、なぜ今この地域でこの問題に取り組む必要があるのかについて、自信を持って説明できない」といった内容である。将棋の永世七冠である羽生善治氏は「変化する状況に対応するには、実践を検証することが鍵だと考えています。どの手が良い手で、どの手が悪い手だったのか、局面、局面でほんとうに適応できていたのかを振り返ります」と言っている[5]。大切なのは、その悩みを解決するためにどんな努力をしているかである。また、上手くいかなかった失敗の経験から学ぶ姿勢を持つことが、次の成長につながるのである。

　私もかつて住民の要望に即したサービスを創りたいと考え、「課長に地域の住民が困っている現状を説明しているのに、なかなか上手く伝わらない」という悩みを抱いていたことがある。いつも課長からは「どのくらいの人が困っているのか？」と切り替えされるばかりであった。いつも答えに窮する私はどうしたら説得力が増す説明ができるようになるのか、非常に悩んでいた。今となっては何の数字や根拠も示さずに、ただ住民から訴えられたことを伝えようとしていたことが失敗の原因であることがよく分かる。しかし、当時の基礎教育では事業化・施策化に関する教育は行われていなかった。また私は病院看護師から転職したばかりで、行政の課長の思考回路を全く理解していなかった。そこで自分の悩みを恩師に相談したところ、「そういう時にこそ調査をして、きちんと根拠となるデータを見せることが大事」という助言を頂いた。早速保健師4人で当時担当していた1,600人余りのカルテを1枚ずつめくってデータ化し、最終的に全体の何％の住民が同じ問題を抱えているのかをはじき出した。課長も1枚ずつ決裁箱に入れられるカルテを見ている時には分からなかった問題の全体像が明らかになったことで、改めて対象者全員にニーズ調査を行うという方針を正式に打ち出し、それは現実になった。

　私はこの失敗から大きく2つのことを学んだ。一つは住民が困っているという現状をそっくりそのまま上司に伝言しても、その重要性や深刻さは伝わりづらいということである。病院で働いていた時には、個別支援が中心であり、観察した事実を医師や先輩にありのまま伝えることが非常に重視されていた。したがって、私も日々出会う

一人ひとりの住民の状況をありのまま課長に報告していた。しかし住民ニーズに即した事業化・施策化を展開しようとする時には、多忙を極める課長に一人ひとりの事例について困っている状況をありのまま伝えるだけでは不十分であり、地域で起こっている問題をある程度こちらで事前に整理してまとめた上で説明することが必要となる。もう一つは、きちんと根拠を示せば上司に住民の困っている状況や取り組むべき問題が伝わるということである。私はこの時初めて現場の記録から根拠を作ることに手探りで取り組んだが、このようなノウハウが整理され、学びの機会が整えば誰でも事業化・施策化に取り組める可能性があることを確信した。

　もし今まで事業化・施策化に取り組もうとして上手くいかなかった経験をお持ちの方は、振り返りをする絶好のチャンスである。まず「自分はどのように行動したのか」、「相手はいつどのような反応を示したのか」について振り返ってほしい。その上で、どうしたら壁を乗り越えられるのかを考えてほしい。一人で悩まず、仲間や先輩など様々な人に相談し、意見を聞いてみよう。事業化・施策化は一人で行えるものではない。周囲の様々な人に悩みを相談し、事業化・施策化に取り組む協力者の輪を広げながら、皆で一緒に考える職場環境を作っていこう。

3　個別支援の経験が事業化・施策化の礎になる

　一見矛盾しているように思うかもしれないが、事業化・施策化を進めていく上で礎となるのは、実は「とことん個別の事例に向き合った経験があるかどうか」である。昔先輩に「一人の住民をきちんと支援して問題解決につなげられないようでは、事業化・施策化をしようとしても絶対に無理」と言われたことがある。つまり事業化・施策化を円滑に進める基礎力を身に付けるには、個別支援の豊かな経験が不可欠なのである。個別支援において「個人の健康問題がなぜ起こっているのか」という背景要因の分析と、「どこに介入すれば少しでも現状を改善することにつながるのか」という解決策を考える力こそが、事業化・施策化の骨子を考えていく上で基盤になる。「地域にあるサービスや専門職につなげばそれでOK」というような支援の仕方では根本的な解決にはつながらない。私たちの目の前に現れる「困っている住民」は、制度の狭間にあって既存サービスを利用できなかったり、他機関がお手上げになるような複雑な問題を抱えていることが少なくない[6]。個別事例の検討会では、対象者と家族をどう支援するかということに重きが置かれるため、「この人はどうしてこの健康問題

を発症したのか？」、「どうしてこんな困った状況に陥っているのか？」等について短時間で検討される。しかし、一つひとつの要因を掘り下げて明文化し、その関係性を検討する作業までは行われないことがほとんどだろう。せいぜいこれまでの経過を時系列で整理する程度だろう。

　具体的な方法については後述するが、事業化・施策化について考える上ではこの背景要因の分析が欠かせない。「なぜこのような問題を抱えた人が次々と発生しているのか」という根本的な原因についてとことん考える必要がある。専門的知識に基づいて因果関係を検討し、地域の行く末を予測するのは専門職の責務である。普段は忙しくて時間を取ることが難しいと思うが、事業化・施策化を手がけるためには突き詰めて考える作業と根気が必要である。その土台となるのが、「対象者はどのような生活をしているのか」を紐解く丁寧なアセスメント力と、粘り強く個別支援に取り組むことにより培われた人的ネットワークなのである。

引用・参考文献

1) Swider, S. M., Krothe, J., Reyes, D., Cravetz, M.（2013）．The Quad Council Practice Competencies for Public Health Nursing. Public Health Nursing 30（6），519-536. doi:10.1111/phn.12090
2) Chaffee, M. W., Mason, D. J., Leavitt, J. K. A framework for action in policy and politics. 1-11. Mason, D. J., Leavitt, J. K., & Chaffee, M. W. ed. Policy & Politics in Nursing and health care（6th edition）．Elsevier, Missouri, 2012.
3) 吉岡京子・岡本有子・村嶋幸代：日本の地方公共団体に働く保健師の施策化に関する文献レビュー．日本地域看護学会誌5（2）：109-117, 2003.
4) マイケル・リプスキー著．田尾雅夫訳．行政サービスのディレンマ―ストリート・レベルの官僚制．pp.31-47, 木鐸社，1986.
5) 羽生善治．40歳からの適応力．198-202, 扶桑社，2011.
6) 吉岡京子編著，吉永陽子，伊波真理雄．スーパーバイズでお悩み解決！地域における支援困難事例15. 医学書院，2016.

第2章 事業化・施策化のプロセス

1　政策体系の理解：政策、施策、事業の関係性

1）政策・施策・事業の基本

　事業化・施策化を行えるようになるために、行政における「事業」とは何か、「施策」とは何かについて理解しておく必要がある。「事業（project）」と「施策（program）」は、「政策（policy）」を加えて一つの体系、すなわち「政策体系」をなしている。市区町村や都道府県といった地方自治体における政策・施策・事業それぞれの意味と関係性について説明していく。

　総務省による「政策評価の実施に関するガイドライン」[1]によると、「政策（狭義）」、「施策」、「事務事業（本テキストでは事業と同義に捉えてよい）」の区分について、以下のような考え方の整理が示されている。

表1　政策・施策・事業の考え方

「政策（狭義）」：特定の行政課題に対応するための基本的な方針の実現を目的とする行政活動の大きなまとまり。
「施策」：上記の「基本的な方針」に基づく具体的な方針の実現を目的とする行政活動のまとまりであり、「政策（狭義）」を実現するための具体的な方策や対策と捉えられるもの。
「事務事業」：上記の「具体的な方策や対策」を具現化するための個々の行政手段としての事務及び事業であり、行政活動の基礎的な単位となるもの。

　加えて、「上記の区分は、相対的なものであり、現実の政策の態様は多様であることから、施策が複数の階層から成る場合や事務事業に相当するものが存在しない場合、一つの施策や事務事業が複数の政策体系に属する場合など、3つの区分に明確に分けることが困難なこともあり得る」と説明が加えられている。説明にもあるように、政策・施策・事業の意味を理解すること、特に3つの区分に分けることはさほど重要ではない。大事なことは以下の2点に示す関係性の理解である。

　1つ目は、表1の政策・施策・事業の考え方にも示されているように、政策・施策・事業には、「基本方針＝政策」を実現するための「方策＝施策」と、「方策＝施策」を実現させるための「手段＝事業」という関係性があるという点である。山谷[2]は、「政策は、その下位概念である施策や事業の達成すべき目標を示し、方向付けを行う指針としての役割を担うことにもなる。表現を変えると政策目標を達成する手段として施策であるプログラムが置かれ、この施策目標を達成する手段として事業のプ

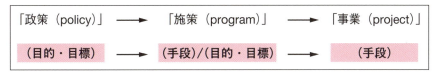

図1　政策・施策・事業の関係性

ロジェクトがつくられるのである」と説明している。つまり、図1に示すように、政策と施策との関係、および施策と事業の関係には、目的・目標と手段の関係性が存在するのである。

　2つ目は、一つの施策や事業が複数の政策体系に属することがあるという点である。真山[3]も、「一つの政策課題に対しては、複数の事業が体系的に展開される必要があるのは言うまでもない。逆に、必ずしも一つの事業が一つの政策課題にだけ対応する訳ではない」と述べている。この2つの点を構造的に理解しておくことは事業化・施策化を考えていく上でとても重要である。

2) 政策・施策・事業を具体例で理解しよう！

　1)で説明した内容について、「なでしこ市（架空）」の保健分野における政策・施策・事業の体系（図2）を基に、具体的に確認していこう。

　まず、「政策」に位置づくものが、図に示す「なでしこ市基本計画」である。2011年に地方自治法が改正されるまで、市町村には「基本構想」の策定が義務付けられており、その後も総務大臣通知によって、多くの市町村が基本構想と、基本構想を実現するための計画を策定している。「〇〇市総合計画」や「〇〇町基本計画」というものがこれにあたる。図に示す「なでしこ市基本計画」は、「基本方針」の柱の下に、2-1、2-1-1という階層が構成されている。これらすべて「政策」と言えるかもしれないが、2-1-1は 2-1「健康で活力に満ちたまち」を実現するための手段として「施策」に位置づけられるかもしれない。

　そして、なでしこ市基本計画の「健康でいきいき暮らせるまち」という基本方針に基づく具体的な方針である「2-1-1 健康づくりの推進」と「2-2-1 子育て支援の充実」の実現を目的として策定されている分野別計画が「なでしこ市健康プラン」である。この「なでしこ市健康プラン」は、健康増進法を根拠とする「市町村健康増進計画」と、健やか親子21の地方計画（母子保健計画）に位置付く計画である。参考に、市町村健康増進計画は、健康増進法により策定が努力義務化されているものである。

第2章　事業化・施策化のプロセス

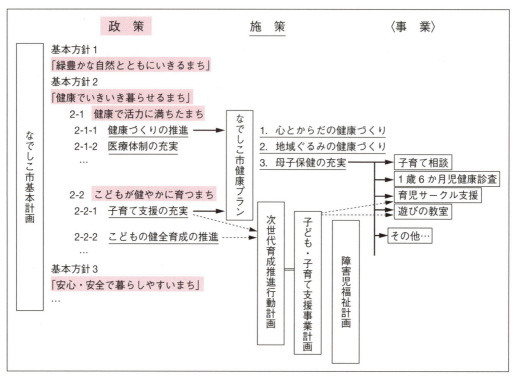

図2　保健分野における政策・施策・事業の体系

　なでしこ市健康プランに示されている「1. 心とからだの健康づくり」や「2. 地域ぐるみの健康づくり」が、行政活動のまとまりを示す「施策」に位置付く。
　さらに、図に示すように、なでしこ市健康プランの3つ目の柱である「母子保健の充実」を具現化するための個々の行政手段として「子育て相談」や「1歳6か月児健康診査」という複数の「事業」が位置付いているのである。
　事業から逆にみていくと、「子育て相談」は「母子保健の充実」という施策（目的・目標）を達成するための一手段であり、「母子保健の充実」は、「健康でいきいき暮らせるまち」という政策を達成するための一手段であるという構造が存在するのである。これが、保健分野における政策の体系と言える。
　一方、「育児サークル支援」や「遊びの教室」は、「母子保健の充実」の手段としての事業でもあるが、児童福祉分野の施策である「次世代育成推進行動計画」および「子ども子育て支援事業計画」に基づく事業としても位置づいている。これら2つの計画は、「こどもが健やかに育つまち」という基本方針の下にある「子育て支援の充実」および「子どもの健全育成の推進」を具現化する施策である。これが、一つの事

業が一つの政策課題にだけ対応する訳ではないという具体例である。また、「なでしこ市健康プラン」の2つ目の柱である「地域ぐるみの健康づくり」は、政策体系として計画にはまだ位置付けられていないが、基本方針3の「安心・安全で暮らしやすいまち」の実現の一手段となりうる施策と考えることもできる。

3）政策・施策・事業の関係性をふまえた事業化・施策化のポイント

最後に、政策・施策・事業の体系の理解をふまえた事業化・施策化のポイントを説明していく。

(1)「木を見て森を見ず」にならないように！

例えば、自分が担当している事業が目の前にある健康問題の解決のためにうまく機能していないと感じた時、その事業がどの施策に位置付いているものであり、どのような目的に向かって行っている事業なのか今一度確認してもらいたい。そして、同じ施策に位置付く他の事業にはどのようなものがあり、それぞれがどのように機能しているのか、ぜひ、施策全体の事業の構造や各事業の位置づけを確認してもらいたい。このプロセスは事業化、施策化を行う上では必須のものと言える。

加えて、事業化・施策化を考える際には、自分の担当事業や自組織の施策の範囲だけではなく、関連する領域の施策（行政計画）や事業についても広く理解し、不足や改善が必要な点を考えることが重要である。関連領域の行政計画の中に、健康問題の明確化に活用できる統計データが掲載されていたり、気になっていた健康問題は関連領域においても重点課題に取り上げられており既に同様の目的に向かった事業化が検討されていたりするかもしれない。また、2) で説明したように、例えば「地域ぐるみの健康づくり」について、「安心・安全で暮らしやすいまち」という基本方針にも位置付く施策として自治体内で共通認識がなされれば、地域振興部門や防災対策部門など、これまで関わりが少なかった部署との協働がしやすくなり、発想豊かな事業化が可能になるかもしれない。さらに、政策（基本方針）の中での当該の施策の位置づけを理解し、首長の向かっている方向や政策の流れを理解することによって、新たに行う事業化や施策化の必要性をより明確に他者に説明することが可能となるだろう。このように、一つの事業や自組織の施策だけで物事を考えるのではなく、俯瞰的な視野をもって事業化・施策化を考えることが、効果的で効率的な活動を生み出す上でとても重要となる。

補足として、事業については、作ることだけを考えるのではなく、政策体系の全体を俯瞰的にみてその必要性を考えた時、組み換えや場合によって廃止を検討することも必要になる。個別対応に追われる忙しさから抜け出すために仕組みを作ろうとしているのに、仕組みに張り付けられて身動きがとれなくなってしまうのでは本末転倒となる。

(2)　住民ニーズに即した施策化を！

　現在の地方自治においては、2) の具体例にもあるように、努力義務とされているものも含め、様々な行政計画の策定が求められている。保健医療福祉の分野においては、例えば、健康増進計画、母子保健計画、特定健診等実施計画、医療計画、地域福祉計画、次世代育成推進行動計画、子ども子育て支援事業計画、高齢者保健福祉計画・介護保険事業計画、障害福祉計画・障害児福祉計画などが挙げられる。これらは、目指す方向を示す政策的な要素の強いもの、実行計画に近いものとレベルは異なるが、いずれも行政活動の目指す方向やそのための方策を示す重要なものである。これらの行政計画が、絵に描いた餅や実際と遠くかけ離れたところにあるということなく、いかに住民ニーズに即したものにすることができるかという点において、行政に所属し、かつ住民への直接的な支援を通して住民ニーズを肌で感じている保健医療福祉専門職の果たすべき役割は大きいと考える。自分たちの活動の後ろ盾となるような施策（行政計画）の立案に、積極的に役割を発揮していくことを保健医療福祉専門職に期待したい。

引用・参考文献

1) 総務省：政策評価の実施に関するガイドライン，http://www.soumu.go.jp/main_content/000152600.pdf（2018年1月26日検索）
2) 山谷清志：政策評価の理論とその展開—政府のアカウンタビリティ—，晃洋書房，pp10-11, 2002
3) 真山達志：政策形成の本質—現代自治体の政策形成能力—，成文堂, p49, 2002

2　政策過程モデル

　現場では Plan ⇒ Do ⇒ Check ⇒ Action から成る PDCA サイクルの方が馴染み深いことだろう。しかし実際に政策（施策・事業）が実施されるためには、組織的な合意形成や決定が不可欠である。このため本書では、法学分野でよく用いられている政策過程モデルについて解説する。このモデルは5段階から構成されており、政策体系の位置付けの違いによって、施策案作成、事業案作成のように呼び換えることができる[1]。現場の専門職が特に重要な役割を担うのは最初の2つの段階である。すなわち、課題設定と政策（施策・事業）案作成の段階である。

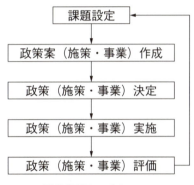

図3　政策過程モデル

1）課題設定

　この段階は、主に「問題の発見」、「問題の分析」、「政策（施策・事業）課題としての設定」から構成されている。「問題の発見」は、これまで記してきたように、現場の専門職や日常業務を担当している課が中心となって行うものである。問題を発見しやすい3大時期は、①新たにその部署に異動してきた直後、②担当が変更になった時、③類似の事例に次々と出会う時である。とくに①と②は、これまでの仕事のやり方や種類が異なる新たな部署に着任したり、新たな業務を担当することになり、先入観を持たずに業務を見ている。このため、これまで当たり前に行われてきた仕事や慣例について「もっとこうしたら良いのではないか？」、「これは組織的に取り組む必要がある問題なのではないか？」という着想や疑問が湧きやすいというメリットがある。ぜひこのメリットを活かしてより良い事業化・施策化に取り組んで頂きたい。立場上す

ぐに提案することが難しい場合には、ぜひメモに書きとめておき、話題にできる機会を逃さず提案することが望ましい。

　大切なのが「問題の分析」である。なぜその問題が発生しているのかという背景要因を分析する方法については、第3章2（➡ p.29）で詳細に方法を説明するが、自分が認識している問題が、「誰の問題なのか」、「どの程度深刻な問題なのか」、「この問題を放置しておくとどうなるのか」ということを専門性に基づいてきちんと考える作業が求められる。忙しい日常業務の中でじっくりと問題を分析する時間を取ることは非常に難しいと思うが、年度末の業務反省や新年度の目標設定、予算編成など機を捉えて分析をする時間を確保してほしい。なぜならば専門職が専門性に基づいて個々の問題を吟味することが、長い目で見た時の問題の深刻化や、新たな問題発生の予防につながるからである。

　「政策（施策・事業）課題としての設定」は、事業化・施策化の鍵となる部分である。課題は、個人の力では解決できず公共的な問題として政府が解決すべき問題[2]とされている。つまり、専門職の認識・発見した問題が一個人の努力では解決できないものであり、組織として政策（施策・事業）に位置付けて対応する必要がある場合に政策課題になり得ると言える。問題が政策課題となるためには、既存政策（施策・事業）や民間事業所のサービスとの関係、自助・互助・共助では解決しづらい問題かどうかについても検討が必要となる。年度末に実施している様々な評価の結果と照らし合わせて考えるのも一つの方法である。

　また、問題を解決するための方策については、大まかで良いので方向性を考えておく必要がある。次の段階で政策案（施策案・事業案）はより具体化されていくが、大まかな骨子案は作成しておく方が望ましい。なぜならば問題提起された同僚や上司は、「具体的にどうしたら良いのか？」と質問したくなるからである。同僚や上司がその道の専門家であれば話は早いが、専門家でない場合には解決策の道筋が示されていないと「問題があることは分かったけど、策がないのなら手を付けようがない」という結論になってしまいがちである。せっかく見つけた問題が準備不足のせいで課題として取り上げられないのは残念である。予め次に何を質問されるかを予測した上で、抜かりなく準備を進めておきたいところである。

2) 政策（施策・事業）案作成

　事業化・施策化は一人で行えるものではないため、より良い案を作成していく上では関係者との意見交換が欠かせないが、たたき台となる案は担当課や担当者レベルで作成されることが多い。最も大切なポイントは、「誰のために」、「何のために」という政策（施策・事業）の目的を明確化しておくことである。ここがぶれると内容もどんどん変わっていくので、「これだけは譲れない」という点を意識すると良い。目的のレベルを設定する方法にはいくつかの段階がある[3]。期待される理想の値まで到達することを目指すのか、ある一定の割合が充足することを目指すのか、最低限の水準に到達することを目指すのかによって、具体的な方策は異なってくる。このため目的やそれを具体化した目標の設定については、ある程度関係者で協議し、その方向性について合意形成されていることが必要となる。

　事業案を作成する際には、多くの組織では既存の枠組みがあると思うのでその項目に則って作成するのが近道である。参考までに主な項目を表2に示す。

　比較的大きな組織で行われる方法は、案を3つ作るやり方である。いわゆるプランA、プランB、プランCである。理想的な案、現実的な案、最低限の目的を達成できるように作られた案、低いコストで実施できる案、実施者・利用者双方の負担の少ない案など、案には実に様々な種類がある。大切なのは当初設定した目的を達成するためにどのような方法を取ると効率的かつ効果的に実施できるのかということである。

　また現場でよく取り入れられているのは、案を作る時に他の自治体や組織で既に実施されている「前例にならう」あるいは「他の組織で行われている取り組みに関する情報を参考にする」方法である。この情報のことを参照情報と言う[4]が、他の組織でのやり方が一定の成果を上げていれば、その方法を取り入れて自分の担当している地

表2　事業提案書の主な項目例

1. 目的
2. 現状・課題分析
3. 対象
4. 方法（目的を達成するための具体的な目標と実施方法）
5. 法的根拠
6. 予算
7. 予想・期待される効果
8. 評価計画・評価指標

域にあわせてアレンジすれば良い。

　政策（施策・事業）を具現化していく上で重要なのは法的根拠と予算である。根拠となる法令は一つに限らず、複数あってもよい。また行政に勤務している専門職が国庫補助金の活用を想定している場合には、国庫補助金が 10/10 から 1/2 あるいは 0 に減額された時にどのように予算を捻出するのかという見通しを持っておく必要がある。大規模な案になれば費用便益分析も行われる。投入した費用を上回る便益が望める案を考える必要がある。さらに、政策（施策・事業）の実施により予想・期待される効果と併せて評価計画・評価指標についても予め検討しておくことが重要である。国や自治体の評価指標を参考にして、経年的評価が可能な数値や指標を用いるとよい。また実施後1年、3年など具体的な時期を区切って評価を行い、必要時には実施の可否を見直していく可能性についても盛り込んでおこう。

3) 政策（施策・事業）決定

　政策（施策・事業）が具現化するかどうかは、関係者の合意形成が不可欠である。事業であれば担当課内や部署内での協議のみで実施することも可能な場合がある。しかし政策や施策レベルになると関係する各課との調整・協議を経た上で実施について合意形成することが必要となる。所属している組織が行政であれば、さらに議会に諮り承認を得ることが必要となる場合が少なくない。法人など行政以外の組織でも、理事会等の最高意思決定機関の承認が必要となることがある。

　案が採択されるかどうかは、ある程度合理性に基づいて判断がされる（表3）[5]。まず経済的合理性については、低いコストで効率よく実施できることが重視される。「コスト削減」は現場の合言葉なので、より廉価な案が採択される傾向にあることは容易に理解できるだろう。技術的合理性については、当初立てた目的を達成する上で最も適した技術を選ぶことが重視される。例えば環境に負荷をかけない技術、短時間

表3　合理性の種類について

1. 経済的合理性
2. 技術的合理性
3. 政治的合理性
4. 行政的合理性

引用・参考文献[5]をもとに筆者作成。

で実施できる技術、多くの人に対応できる技術など、様々な技術がある。経済的合理性とも関連するが、最も安上がりな技術が目的を達成するためにベストな技術かどうかは検討の余地がある。専門職が行政以外の機関に勤務している場合には主にこの二つの合理性について判断することになる。専門職が行政機関に勤務している場合には、政治的合理性について考慮する必要がある。首長や議会の意向に全く添わない提案が採択されることは難しい。なぜならば首長や議員は住民により選出された代表だからである。このため、予め課題設定や案を作成する段階で政治的な方針にある程度沿っていることを確認しておく必要がある。最後の行政的合理性は、行政としてこの案を実施することが理に適っているか、本当に実施できるのかについて検討する。あまりにも現場への負担が大きすぎる案だと「実施は困難」という判断が下されることもある。このためどのような案なら具体化できるのかを粘り強く検討し、調整を重ねる必要がある。大がかりな政策になると、実施に向けて組織の新設や再編も絡んでくることがある。このためどのレベルで合意形成や決定が必要なのかを予め意識しておく必要がある。

4） 政策（施策・事業）実施

　政策が実施される際には、施策・事業という形に具体化する作業が必要になる。ここではイメージしやすいので行政における取り組みを例に稿を進める。多くの自治体でよく掲げられる政策に「安心して暮らせるまちづくり」がある。特に総合計画など中長期の計画で目にすることがあるだろう。社会福祉法人等に委託されている地域包括支援センターや介護保険等の事業所では、法人の方針にあたる部分である。前述したように政策をジャンル別に分けたものが施策である。私たちに関係の深い保健福祉分野では、さらに健康増進部門、高齢者部門、障害者部門、子育て部門などいくつかの専門性によって担当が分かれており、その各々で具体的な施策として「地域包括ケアの推進」、「子育て支援の充実」といった施策が立てられている。それを「高齢者見守りネット育成事業」、「産後ケア事業」といった具体的なサービスで構成していく。この翻訳作業は現場経験の豊富な専門職の腕の見せ所でもある。地域住民の健康問題を改善・予防していくためにどういうメニューを準備すればよいのかは、日常業務での相談や既存事業を実施する中で把握してきた住民の声にヒントが隠されている。私たちは既存事業の実施を通して、次なる新規事業のアイデアを得ているということを念頭に置きながら活動する必要がある。法定で決まった事業以外は、ある程度現場に

表4　事業実施について検討する際のポイント

1. 事業目的は明確に定められているか
2. 対象（集団）は適切かつ明確に定められているか
3. 目的の達成に相応しい理論や手段が用意されているか
4. 実施担当組織や担当者は、その事業に対して一体感を有しているか
5. 事業は従来の業務や作業手順に大きな変更を生じさせるものではないか
6. 実施担当組織や担当者は事業実施に必要な資源と能力を有しているか あるいはそれらを事業によって与えられているか
7. 首長、議会などから事業実施に対して政治的支持が与えられているか
8. 世論、対象集団等は事業実施に対して関心を有しているか

引用・参考文献[6]をもとに筆者作成。

　裁量権がある。現場の課題から具体的なサービスを生み出す作業は、常に上位政策・施策の目標を達成し、課題解決につながる事業となるように注意深く進められる。私たち専門職には、現場と政策（施策・事業）の「架け橋」となることが求められている（詳細は➡ p.105）。

　事業実施について検討する際には以下の8点について考慮しておく必要があると言われている（表4）[6]。1～3は事業の目的・対象・方法に関するものであり、現場で事業を企画する時の必須項目である。4～6は、実施組織や担当者に関係する内容である。当該組織の管理職とスタッフの全員が賛同した上で事業が実施されるということは現実的には難しいかもしれないが、実施が決定された以上は互いに協力し合うことが必要となる。既存の事業や業務の大幅な見直しや改善を要するような事業は、実施当初は骨が折れるが、軌道に乗ってくれば効率的に実施できるようになるだろう。7については、行政に勤務している専門職に特化する内容だが、政策（施策・事業）決定の段階で目途がついているはずである。また8については、日常的な業務の中ですでに住民の意見を把握していると思うが、改めてパブリックコメント募集などによって住民からの意見を集めることがある。

　事業実施に向けた具体的な準備としては、担当組織で資源の配分（人員・物品・予算など）や手順書、要項などの作成が行われる。異動が行われる組織では人が変わったら実施方法や方針も変わることがあるので、継続的に事業を実施してもらうためには検討経緯も含めてきちんと文書に残しておいた方がよい。事業の本格的な実施を前に試験的にシミュレーションを行ってみて、人や物の流れがスムーズになるように改善することもある。さらに、災害時など緊急事態が発生した時の対応や事故発生時の

対応など、不測の事態にどのように対応するのかについても予め検討し備えておくことも必要である。

5) 政策（施策・事業）評価

　平成12年（2000年）に「政策評価制度の在り方に関する最終報告書」が出された[7]が、その中には政策評価の観点として①必要性、②効率性、③有効性、④公平性、⑤優先性の5つが盛り込まれている（表5）。いずれも政策（施策・事業）評価においては欠かせない内容となっている。

　翌年の平成13年には「行政機関が行う政策の評価に関する法律」[8]が制定され、国や地方自治体は政策（施策・事業）の評価に取り組むことが不可欠となった。厚生労働省の政策評価のホームページ[9]や各地方自治体のホームページから政策（施策・事業）評価の結果が閲覧可能であるので是非参考にしてほしい。

　また評価の方式として①事業評価方式、②実績評価方式、③総合評価方式が掲げられている（表6）[10]。これらを見るとよく分かるが、どのように効果を評価するかは、方法や指標も含めて実施前に決めておく必要がある。現場では実施後に「さあ、どのように評価するか考えよう」という場合があるが、それでは適切な評価はできない。また想定した成果や目標達成が十分得られなかったものについては問題点や原因を探

表5　政策評価の観点

観　点	内　　容
①必要性	政策の目的が国民や社会のニーズに照らして妥当か 上位の目的に照らして妥当か 行政の関与の在り方から見て行政が担う必要があるか
②効率性	投入された資源量に見合った効果が得られるか、又は実際に得られているか 必要な効果がより少ない資源量で得られるものが他にないか 同一の資源量でより大きな効果が得られるものが他にないか
③有効性	政策の実施により、期待される効果が得られるか、又は実際に得られているか
④公平性	政策の目的に照らして、政策の効果の受益や費用の負担が公平に分配されるか、又は実際に分配されているか
⑤優先性	他の政策よりも優先的に実施すべきか

引用・参考文献[7]をもとに筆者作成。

表6　政策評価の方式

方式	内　容
①事業評価方式	≪事前≫ ・行政が実施する必要性の検討。 ・可能な限り予測される効果や必要経費を推計し、比較する。 ・費用は直接的な支出以外に、間接的に発生する費用も含める。 ・効果はなるべく定量化し、どのような効果が得られれば「得ようとする効果が得られた」とするのかを具体的に記載する。 ・評価・検証の方法や時期を予め決めておく。 ≪事後≫ ・実施後に把握した効果について評価・検証する。 ・当初想定していた効果をあげることが出来たのか、出来なかった場合にはその理由等を検討し、以後の評価や企画・立案に活用する。
②実績評価方式	・「いつまでに、どのような対象について、どんなことを実現するのか」を分かりやすく示す。その上で、成果（アウトカム）目標を設定する。目標設定が難しい場合には結果（アウトプット）に着目した目標を設定する。 ・達成水準で示せるような具体的な目標を設定する。定量的または定性的な指標を用いて具体的に示す。 ・目標の達成度合いを判定する基準を具体的に予め明示する。 ・目標設定の際には、目標達成に影響を及ぼす可能性がある外部要因を整理しておく。 ・目標や達成水準を測定するための情報・データの入手方法について検討しておく。 ・目標は定期的・継続的に測定し、必要に応じて関係政策の改善や目標自体の見直しを行う。 ・目標が達成されないなど問題のある施策等については、必要に応じて①事業評価方式や③総合評価方式を用いて問題点の把握とその原因を分析する。 ・目標の達成度について毎年度実績を出し、一定期間が経過した後に総括的な評価を行う。 ・これらのやり方は、事後評価にも準用する。
③総合評価方式	・評価対象政策の効果の発現状況の明確化を通して、政策の直接的効果、因果関係、外的要因の影響等を分析する。必要に応じ波及効果やその発生プロセス等も分析する。 ・問題点を明らかにし、その原因を分析する。 ・評価対象政策の目的について、依然として行政が担う必要性があるか等について検討する。 ・政策の効果と必要経費を比較・検討する。より効率的・効果的な代替案はないかについて検討する。 ・関連政策との整合性が担保されているか、他の政策よりも優先的に実施する必要性について検討する。 ・政策の大幅な見直しの検討を行う場合には、この評価方式を用いて検討する。

引用・参考文献[10]をもとに筆者作成。

索する必要性についても言及されている。常により良い政策（施策・事業）となるよう、評価に基づく改善を続けていく必要がある。評価の項目や方法、時期だけでなく、評価結果をどのように改善に反映させていくのか、予め決めておく方がよいだろう。

引用・参考文献

1) 真山達志．政策形成の本質─現代自治体の政策形成能力．43-47，成文社，2001．
2) 森田朗．現代の行政．126-146，財団法人放送大学教育振興会，2000．
3) 佐々木信夫．日本行政学．184-188，学陽書房，2013．
4) 伊藤修一郎．自治体政策過程の理論モデル．伊藤修一郎著．自治体政策過程の動態─政策イノベーションと波及─．慶應義塾大学出版会，2002；21-32．
5) 1) 再掲，p.85-88．
6) 1) 再掲，p.84．
7) 財団法人行政管理研究センター編集．政策評価ガイドブック政策評価制度の導入と政策評価手法等研究会．第1章政策評価とは何か．p.43-48．ぎょうせい．2001．
8) 行政機関が行う政策の評価に関する法律．http://www.soumu.go.jp/main_sosiki/hyouka/houritu.htm
9) 厚生労働省，政策評価．http://www.mhlw.go.jp/wp/seisaku/hyouka/#wakugumi
10) 政策評価各府省連絡会議了承．政策評価の実施に関するガイドライン．http://www.soumu.go.jp/main_content/000354069.pdf

第3章 事業化・施策化のポイント

第3章　事業化・施策化のポイント

1　日常業務での気づきを整理する

　専門職の毎日は忙しい。ひっきりなしに電話がかかってくるし、訪問や事業に明け暮れて気がつけば年度末という方も多いだろう。立場が上になれば、若手の育成や事務仕事、対外的な交渉などでてんてこ舞いという方もいるだろう。あまりに日々の仕事が忙しく、「自分は一体何をする人なのかわからない」という迷える子羊と化している方もいるかもしれない。そこで原点に戻って、自分は「なぜ今の仕事に就こうと思ったのか？」や、「自分が日々の活動で大切にしていることは何か？」について考えてみてほしい。また日々の活動の中で、「この仕事をやっていてよかった」と思えるような経験はあるだろうか。もしあれば、それがどんな事例だったかを思い出してみてほしい。

1）「この仕事をやっていてよかった」事例

　例えば、育児不安が強い母親へ支援した事例について考えてみよう。家庭訪問をする中で、非常にネガティブな訴えを続ける母親の言動から「産後うつ病ではないか」とアセスメントし、母親の不安を受けとめながら何とかメンタルヘルス科の受診につなげることができた。母親は、「産後うつ」と診断され、内服治療を開始したことで、母親のうつ状態は著しく改善した。母親は、育児に前向きに取り組めるようになり、今では就職活動を開始するほどに回復している。他にも、認知症高齢者の事例や、う歯に悩む親子、子どもが離乳食をなかなか食べてくれずに困っている母親など、様々な事例を思い浮かべることができただろう。これらの事例はなぜ「この仕事をやっていてよかった」事例として思い出されたのだろうか。恐らく、「対象者のニーズを的確にとらえていた」、「対象者に感謝された」、「自分が大切にしている信念を貫けた」などのことが理由として考えられるのではないだろうか。つまり、「この仕事をやっていてよかった」と思えるような個別支援では、対象者の健康に関連するニーズを丁寧に捉え、それに対応していくことを細やかに実践していたのではないかと思う。個別支援では対象者のニーズに合わせて様々な支援方法を考えることが重要である。

　ここで覚えてほしい重要なポイントは、事業化・施策化は**「日常業務の気づきからスタートする」**ということである。個別支援が業務の中心を占めている部署の人は、個別支援の積み重ねが事業化・施策化の出発点になる。また計画策定や事務的な仕事が中心を占めている部署の人は、管内や担当地区内で問題になっている事や、気に

なっているが手を着けられていない問題を中心に考えて頂くとよい。もしかしたら事業化・施策化は、「遠い雲の上のこと」、「とても難しいことで自分には無理」と思っている方もいるかもしれない。しかし、そうではない。対象者のニーズを丁寧に把握し、支援した経験のある専門職は、対象者の生活に密着した問題を発見し、事業化・施策化につなげる可能性が十分にあるのである。事業化・施策化は、対象者の生活を支援するだけでなく、日頃の業務も改善できる可能性がある。

2） 水難救助の例で考えてみよう

さて、水難救助の例で考えてみよう[1]。あなたは川岸に立っていたところ、溺れて流されてくる人を発見した。あなたはどうするだろうか。恐らく、「溺れて流されてくる人を、助ける」とお答えになる方が多いと思う。

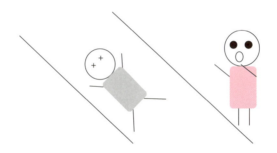

溺れて流されてくる人が5人になった場合、あなたはどうするだろうか。次の3つの選択肢からいずれか1つを選んでほしい。

①ロープを投げる
②浮き輪を投げる
③ネットを設置する

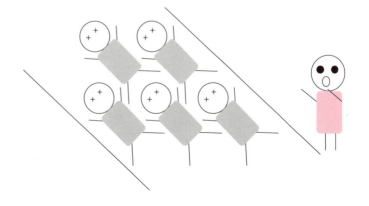

第3章　事業化・施策化のポイント

「①ロープを投げる」
を選んだあなた

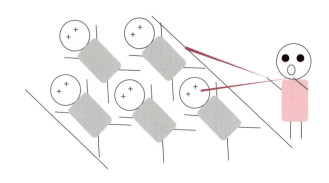

　あなたの手は2本しかなく、千手観音ではない。このため残りの3人がつかまれるように、あなたの体にもロープをくくりつけたとする。5人が同時にロープにつかまった時、あなたはその重さに耐えられるだろうか。恐らく一緒に溺れてしまう危険性が高いだろう。

「②浮き輪を投げる」
を選んだあなた

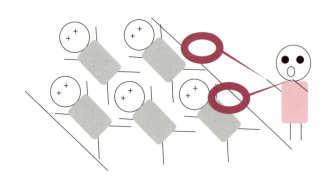

　ロープよりは楽に救えるかもしれない。しかし、溺れている5人を、同時に岸へ引き上げることができるだろうか。恐らく、1人を引き上げている間に、残りの4人はさらに下流へ流されるだろう。また、1つの浮き輪に4人が同時につかまったらどうなるだろうか。ロープを投げた時と同様に、5人の重さに耐えられず、あなたも一緒に流されてしまう危険性が高いだろう。

1 日常業務での気づきを整理する

「③ネットを設置する」
を選んだあなた

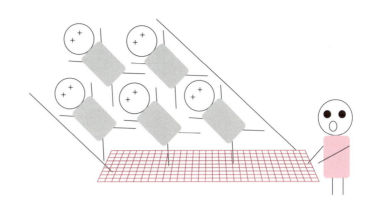

　この方法では5人を一度に助けることが出来るので、ロープや浮き輪を投げる方法よりも良さそうである。しかし、専門職自らがネットを持っていると、いつまでたってもネットを持つ手を離せない。どうしたらよいだろうか。近くの住民にネットを持つ役割を担ってもらってはどうだろうか。住民と一緒に、どんなネットをどこに設置すればよいのかを検討し、住民自身がネットを設置できるように仕組みをつくることが必要である。また、ネットを住民が設置できるようになったら、上流に行って何が起こっているのかを見定め、予防的介入を行うこともできるだろう。「住民の人たちが自分たちで考え、問題を解決してもらえるように働きかける」。より多くの人を予防的に救う取り組みこそが、施策化であり、専門職としての役割を発揮することを期待されているところである。

　これらの川のメタファーは、専門職の日常業務の一端を表すものである。勘のいい読者は、特別なことをするのが事業化・施策化ではないことにもうお気付きだと思う。日常業務に立ち戻って考えた時に、個別支援に明け暮れるだけではなく、特定の健康問題を持つ集団や地域住民への効果的なアプローチが必要とされていることを納得頂けたのではないだろうか。

　ぜひ個別支援が業務の中心の部署に勤務している専門職は、最近増えてきている事例や、良く似た問題を持つ事例について紙に書きだしてみよう。事業化・施策化の核となるのは、支援困難事例と言われている。なぜならば支援困難事例は時代の最先端であり、制度の狭間に位置するため既存の事業や施策では対応できない場合が多いからである[2]。そして非常に特殊な事例ではなく、他にも似たような事例が複数あるような事例を選ぶことがポイントである。似たような事例が存在しているということは、それだけ地域の中でその問題が広がりを見せていることを示唆しているからである。

　また個別支援をあまり行っていない部署や本庁に勤務している専門職は、日頃の業

務の中で感じている疑問や今自分の所属部署で抱えている問題について整理してみよう。自分はどうしてそのような疑問や問題点が気になるのか、なぜそのような状況が生まれているのかについて考えてみよう。その部署の機能や目的を活かす形で要因分析を行ってみよう。

　私たちの日常業務の中にこそ事業化・施策化の種がある。そのことに専門職自身が気付けるかどうかが、地域全体の健康レベルの向上に貢献できるような仕組みづくりに取り組めるかどうかの鍵なのである。ぜひ、発想を転換してみよう。

　日常業務の中で

> ①なぜ多くの住民が似たような健康問題を抱えているのか？
> ②自分が直接手を差し伸べて助けるのではなく、みんなに助けてもらう方法は何か
> ③この状況が発生しないように防ぐためにはどうしたらよいのだろうか
> ④専門職としてどのような支援が必要とされているのか

等について明確化してみよう。忙しさに追われるのではなく、「どんな事例が増えてきているのか」、「既存の仕組みのどこにが問題があるのか」等について一つずつ掘り下げながら考えてみることが重要である。

引用・参考文献

1) McKinlay, J. (1979). A case for refocusing upstream：the political economy of health, In Patients, physicians and illness (Jaco, E. ed), pp.9-25. Basingstoke, Macmillan.
2) 吉岡京子編著，吉永陽子，伊波真理雄．スーパーバイズでお悩み解決！　地域における支援困難事例 15. pp.151-157, 医学書院，2016.

2 なぜその問題が発生しているのか背景を要因分析する

1） 忙しさはいったい何なのか

　専門職は毎日忙しい。「時間がないので事業化・施策化について考えられない」、「個別支援に追われてもぐらたたき状態になっている」などのように感じている読者も少なからずいるだろう。では、その忙しさはいったい何なのか一緒に考えてみよう。

　前項で登場した川のメタファーである。あなたは川岸に立っていたところ、溺れて流されてくる人を発見した。あなたはどうするだろうか。

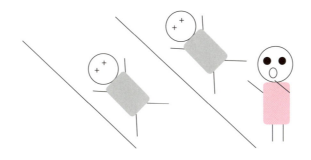

　恐らく、「溺れて流されてくる人を、助ける」と答える読者が多いのではないかと思う。

　ところが、溺れて流されてきた一人を救助している間に、また新たな人が次々と溺れて流されてくる。こうした人が後を絶たない。あなたはどうするだろうか。

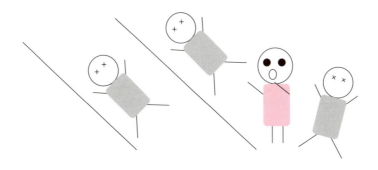

選択肢は次の4つである。

　①助ける
　②助けきれず、周りの人に助けを求める
　③助けた人に事情を聴く
　④もう無理だと思って逃げる、見て見ぬふりをする

あなたなら、どれを選ぶだろうか。
選択肢は、それぞれ私たちの日常業務のやり方と深く関連している。

①助ける＝「個別支援」
②助けきれず、周りの人に助けを求める＝「相談」
③助けた人に事情を聴く＝「原因の探索」
④もう無理だと思って逃げる、見て見ぬふりをする＝前項戻っておさらい

この場合、②や③が現実的な選択肢となるだろう。
さて、先ほどの川の話には続きがある。川岸で溺れた人を助け続けているあなたに、上司から「すぐセンターに戻って！忙しくて人手が足りない！」と電話がかかってきた。そこであなたは、近くの住民に「様子を見ていてください！」と依頼し、自分はセンターの応援にかけつけることにした。

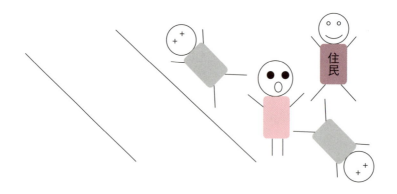

2 なぜその問題が発生しているのか背景を要因分析する

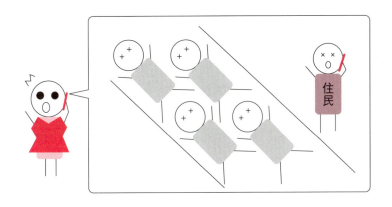

　ところがセンターに戻って仕事をしていると、見守りを頼んでいた住民から電話がかかってきた。その内容は「溺れた人がどんどん流されてくる！すぐ戻って来て！」という内容だった。

　専門職の責任について考えてみると、①次々流されてくる溺れた人を助ける責任だけでなく、②溺れる人が続出する問題そのものを解決する責任もあることが理解できるだろう。しかし、自分の手は2本しかないため、一人ひとりを救うことだけに必死になっていては、全員を救うことは到底できない。場合によっては助けようとして一緒に溺れてしまうかもしれない。では、どうすれば良いのだろうか。

　そもそも川で溺れて流されてきた人はどんな人なのだろうか。川で溺れて流されてきた人の話を聞いてみると、「まったく泳げない。じたばたしているうちに体力を消耗した…」、「溺れた人を助けようと川に飛びこんだが、一緒に溺れた」、「上流でキャンプ中、突然の大雨で川が増水し、流された」、「船で川下りをしていたが、救命胴衣は未着用だった」、「急流危険！の看板がなく、川遊びをしていて流された」など、実に様々な理由があることが分かる。

　これらの川で溺れて流されてきた人の理由の共通点を考えてみると、

1. 泳力・溺れた時の対処の問題
2. 悪天候への備えの不足
3. 船会社の問題
4. 注意喚起の看板の不足

に大分できる。4つの理由のうち「泳力・溺れた時の対処の問題」は溺れて流された直接的な原因のため「近因」と言える。また、残りの3つは溺れて流された間接的な

第3章 事業化・施策化のポイント

理由のため遠因と言える。

　なぜ困っている人は、私たちの目の前に登場してきたのか。地域ではなぜそのような問題が起きているのだろうか。ぜひ「なぜ？」、「どうして？」という疑問を大切にして考えてみよう。私たちの目の前に現れる事例の背景には、もっと多くの類似事例が潜んでいる。つまり、目の前の事例や認識した問題は氷山の一角に過ぎないのである。個別支援で困った時によく行われる事例検討のように、目の前の事例や認識した問題の背景要因を分析し、取り組むべき課題を明らかにするための方法について説明しよう[1,2]。

2）目の前の事例や認識した問題の背景要因を分析し、真の課題を明らかにするための方法

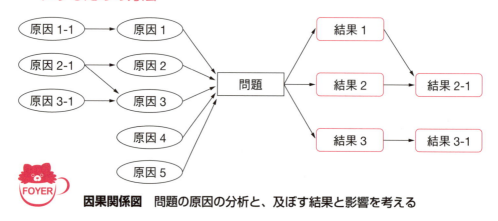

因果関係図　問題の原因の分析と、及ぼす結果と影響を考える

　中央の「問題」の所には、自分が日頃の業務の中で感じている疑問や問題点、地域の中で最近増えてきた類似の問題を持つ事例を入れる。ただし、最初に設定した問題が「真の問題」ではない場合もあるため、注意が必要である。

　問題の右側には「この問題が起こることで、どのような結果や影響が及ぶのか」を考え、一つずつ記載していく。その結果がまた別の悪影響を及ぼす場合には、結果2-1や3-1のように、思いつく限りつなげて記載していく。例えば、近隣苦情が頻回に来る精神障害者を例として一緒に考えてみよう。結果として、精神障害者が地域で生活しづらくなる状況を招いてしまうことがあるので、その旨を記載する。これらの結果が広く住民に関わる問題であり、将来にわたって深刻化する可能性があれば、それだけ深刻な問題であると言えるだろう。

　一方、原因の分析は「なぜこの問題が起きているのか？」という問いに基づいて一

2 なぜその問題が発生しているのか背景を要因分析する

つずつていねいに考えていく。この「なぜ？」と問う作業を、一つの原因につき5回繰り返すことにより、潜在的な本当の原因に辿りつくことができる。原因の原因（この図では原因1-1や原因2-1）が出てくるので、問題が起こる原因や理由は「問題」の左側に書いていく。矢印はそれぞれの原因と関連があることを表している。複数の原因が関連しているときには、原因2-1のように矢印を複数引いてよい。また原因3のように、矢印が1本だけのものもあっても良い。専門職自身の推測に基づいて原因を記載する場合には、原因の外側を点線で囲み、関係者や住民の方に直接聞いたり確認しないと分からない内容の場合には、点線で囲んだ上で「？マーク」をつけておくと良い。例えば、「両親は本人が服薬管理不可を確信」していたことが理由として挙げられる。さらに、本人は治療中断により病状が悪化しており、その原因として本人の病識が乏しいことが挙げられる。また、本人が病識が乏しいことの背景には、両親が服薬を管理していたことが挙げられる。さらに近隣住民は2年間ゴミに耐えているという原因についても分析してみよう。近隣住民が本人にごみを捨てるよう再三注意しても、本人の改善は見られない。また原因として、近隣住民は火災の発生を危惧していると考えられる。この部分は推測なので点線で囲んでいる。このように既に分

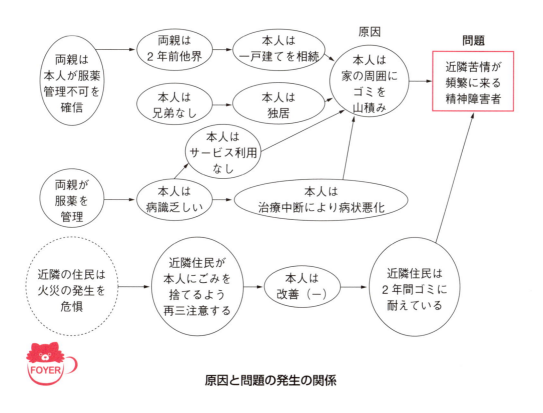

原因と問題の発生の関係

33

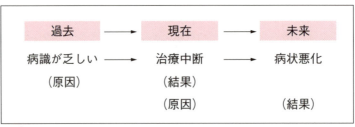

 時間の流れに沿って原因・結果を考える

かっている事実と自分の推測は区別して記載することが必要である。

　混乱しやすいポイントとして、原因と結果を取り違えやすい点が挙げられる。

　例えば、病識が乏しいから治療中断しているのか、治療中断しているから病識が乏しいのか、どちらが原因で、どちらが結果なのか判断に迷う場合がある。このような場合は、時間の流れを考えてみることが重要である。時間の流れは、「過去→現在→未来」となっている。「病識がない→治療中断→病状悪化」という一連の流れのうち、「病識が乏しい」が原因、「治療中断」は結果に相当する。また、「治療中断」は「病状悪化」という結果の原因になっている。このように、時間の流れに沿って正しく並べることができれば、矢印で結ばれたそれぞれの内容には因果関係が成り立つ。一方、「原因」と結果を入れ替えると、因果関係は成り立たなくなる。このためどちらが先なのか、時間の流れをよく考えることが必要である。

　大きめの白い紙にご記入頂いても構わないので、自分の考えをできるだけたくさんメモしてみよう。その際に個人や地域を特定しうる情報は極力記載しない方がベターである。

引用・参考文献

1) 阿部孝夫．政策形成と地域経営．第1回政策の構造．地方財務 507（8）103-114, 1996.
2) Werner, D. Helping Health Workers Learn. Hesperian Foundation, California, 1982.

3　要因分析で陥りやすいピットホール

　現場ではよく事例検討会が行われているが、そのための資料を作成することも少なくないと思う。事例検討会の主な目的は、情報共有と支援方針の検討である。このため、資料は事例の成育歴や支援経過をまとめる作業が中心となり、「個人やその家族をどう支援するか」に主眼を置いて考える。一方、事業化・施策化の礎となる要因分析は、事例検討会の資料を作る作業とは全く異なるものである。目の前の問題からさかのぼって様々な原因が影響し合っていることを紐解くと同時に、地域に潜む真の問題を見出すことが主目的となる。このため特定の個人や家族の問題だけに着目するのではなく、集団、あるいは地域の課題へと視点を広げて考える必要がある。

　この要因分析の際に役立つのが「健康の不平等」と「健康の社会的決定要因」の考え方である。世界保健機構（World Health Organization, 以下 WHO とする）は 2008 年に「健康の社会的決定要因」委員会による最終報告書をまとめており、健康の不平等を改善するための取り組みを世界レベルで行う必要性を示している[1]。また平成 23 年（2011 年）には日本学術会議基礎医学委員会・健康・生活科学委員会合同パブリックヘルス科学分科会が提言「わが国の健康の社会格差の現状理解とその改善に向けて」をまとめ、保健医療福祉政策やシステムとして社会格差を改善する取り組みの必要性を示している[2]。健康の社会的決定要因のうち、特に強固なエビデンスのあるものについて Solid facts としてまとめられており、和訳も出ているので一読してほしい[3]。これを読むと、同じ国の中でも貧困層の人々は富裕層よりも病にかかりやすく早逝しやすかったり、親世代の貧困が子世代にも継承され、社会経済的地位が低いほど健康状態も悪いということが理解できる。こうした視点を持った上で、改めて目の前の問題の背景要因について検討すると、類似の健康問題を持つ住民の集団や地域全体の問題が見つかることがあるので、参考にすると良い。事業化・施策化に向けた要因分析を行う際の留意点は 5 つある。

1）　事業化・施策化に向いている問題と不向きな問題

　一つ目は、事業化・施策化に向いている問題と不向きな問題があるという点である。特に個別事例への支援を中心としている部署に勤務する専門職は、自分が日頃とても困っている事例を問題に据えることが多い。既に前述したが、問題として取り上げる事例は、「特定の個人に固有の問題」という極めて特殊な問題よりも、ある程度複数

の住民に共通して見られる問題や、地域の中で最近増えてきている問題の方が事業化・施策化に向いている。要因分析がしやすく、後に具体的なシステムや方策について検討する時も容易である。また個別支援が主ではない部署に勤務している専門職は、「高齢者虐待の増加」、「保育園での子ども間のトラブル発生時の対応に関するクレームの増加」といった比較的大きな枠組みの問題について検討したいと考える場合があるだろう。しかし、設定された問題が大きすぎたり、その問題を裏付ける事例の生活について専門職が十分に理解していない場合には、原因として「長年の親子関係の問題」、「母子保健の課題」、「園児の家族の過剰反応」といった漠然としたものが挙がってくることが少なくない。例えば原因の一つである「母子保健の課題」に介入しようとすると、目の前の困っている「高齢者虐待」の住民を支援することが難しくなる。また「園児の家族の過剰反応」に介入しようとすると、ケース・バイ・ケースの対応に終始せざるを得なくなる。具体的に介入の可能な要因を見出せない場合には、専門職としてその問題や事例への関わりやアセスメントが不十分であることを意味しているので、少し立ち止まって再考することが必要である。さらに、保健医療福祉分野以外が主管課として取り組む必要がある問題（例えば「地域における雇用の創出など」）は、専門職が主体的に問題解決に向けて取り組むことが難しいため、不向きなことがある。あくまでも専門職自身が主体的に関われる問題を扱う方がよい。

2）その事例に着目する事で、地域の健康レベルの向上に貢献できるか

2点目はその事例に着目する事で、地域の健康レベルの向上に貢献できるかという点である。設定した問題について対応しなかった場合を想定すると分かりやすい。問題に対応しないことで、問題そのものが拡大・深刻化していくおそれがあるのか、また新たな問題や影響が発生する危険性が高いのかについて検討するとよい。現在または将来にわたり地域の中でより拡大・深刻化していくおそれを有する問題は、事業化・施策化によって予防策を講じることが有効である。矛盾するようだが、特に公的な機関で勤務している専門職は「住民に平等に支援を提供する」ことにこだわることがある。確かに公的な機関としては公平・公正が重視されることは理解できるが、個人や家族の力で問題解決できる層に行政機関が積極的支援を行う必要性は低く、むしろ個人や家族の力では問題解決が困難な層に支援を行う必要性が高い。健康の不平等について考慮すると、住民全体を支援するのは難しくても、深刻な問題を持つ一部の住民を支援することで全体の底上げを図ろうとする方法は間違いではないことを知っ

ておいてほしい。つまり、ターゲットとなる集団を絞る必要があるということである。また、特に個別事例に多く対応している部署の専門職にありがちだが、「問題を持つ特定の個人・家族をどう支援するか？」という視点で要因分析を行い、そのことに注力しすぎると「仕組みづくり」をどう進めていくかということまで到底考えが及ばない場合がある。今行っている要因分析は「仕組みづくり」を行うために、どこに介入するかを探ることを目的としていることを忘れないようにしてほしい。

3）「困っているのは誰なのか」を明確化する作業

3点目は「困っているのは誰なのか」を明確化する作業が必要である。問題を設定する際に、困っている人は「問題を持つ当事者や家族」であることが望ましい。つまり「主語＝住民が」となっている方がよい。困っている人が専門職となっている場合、自分の困り感を解消するために要因分析を行うことになってしまうことに注意が必要である。また潜在的に「問題が起きないようにしたい」、「何もしていないと批判されたり、訴えられた時に困る」という気持ちがある場合もある。事業化・施策化は専門職の困り事や多忙感を解消するためだけに行われるものではない。「誰がどのような状態に陥っているのか」、「誰がどう困っているのか」という問題の設定に修正する必要がある。また公衆衛生の予防的視点を持ち、「より多くの住民を支援するためにどうすべきか？」という視点で考える必要がある。

4）当初設定された問題が真の問題ではない場合がある

4点目に当初設定された問題が真の問題ではない場合があるという点である。専門職がクリアに問題の本質をとらえきれていない場合、「小学生の万引きの増加」のように、自分が今気になっている問題を設定することがある。しかし、要因分析を行うにつれて当初問題と思っていたことが、実はそれほど大きな問題ではなかったり、現在はあまり問題になっていないことが近々問題に発展しそうな場合や、既存事業や制度の不備（例：発達障害のきょうだいがいる家族への支援が手薄である）が原因として浮き彫りになってくる場合がある。つまり当初の問題よりも離れたところ、すなわち上流に真の問題が潜んでいる場合がある。このため介入の必要な真の問題を見極め、改善するための方策を検討していく必要がある。後の事業案や施策案を検討することにも関連するが、上流に遡った時に介入する対象は問題を持つ住民だけではないこと

にも留意しておくとよい。問題を持つ個人や家族に直接的に介入しづらい場合、対象集団を地域住民や専門職など個人や家族を取り巻く人々としても構わない。このため、問題を持つ個人や家族、既存事業の枠組みに縛られずに介入の必要となる集団について検討するとよい。

5) 職場の仕組みや関係機関の対応の批判に終始しない

　5点目に要因分析を行う際に、現在の職場の仕組みや関係機関の対応の批判に終始しないという点である。事業化・施策化は現状のやり方や対応では解決しきれない問題について、効率的かつ効果的に改善していく一つの方策である。日常業務の中で職場の仕組みや関係機関の対応について個人的に思うところがあったとしても、そのことは一旦胸にしまって問題そのものの分析に注力する方がよい。なぜならば批判はヒートアップしやすいが、何の問題解決策にもならないからである。建設的に議論を進めるためには、冷静な心と緻密な要因分析が必要である。また、要因分析を通して自分達の仕事のやり方を改善する必要性に気付くことがあるかもしれない。その時に「忙しいから」、「既に取り組んでいるから」と逃げ腰にならないように気を付ける必要がある。従前の方法では不十分な点があるが故に目の前の問題が発生しており、その改善の必要に迫られているということを常に念頭に置いて分析する必要がある。

引用・参考文献

1) Commission on Social Determinants of Health. Closing the gap in a generation：Health equity through action on the social determinants of health：World Health Organization, 2008.
2) 日本学術会議基礎医学委員会・健康・生活科学委員会合同パブリックヘルス科学分科会.「わが国の健康の社会格差の現状理解とその改善に向けて」
http://www.scj.go.jp/ja/info/kohyo/pdf/kohyo-21-t133-7.pdf
3) WHO健康都市研究協力センター・日本健康都市学会・特定非営利活動法人 健康都市推進会議：健康の社会的決定要因確かな事実の探求　第二版 http://www.tmd.ac.jp/med/hlth/whocc/pdf/solidfacts2nd.pdf

4 根拠を整理する：データ、法的根拠等の活用

　ここでは、第3章2で作成した因果関係図を活用し、事業提案書の現状・課題分析の根拠づけを行っていく。

　そもそも、根拠はなぜ必要なのか？かつての保健医療福祉専門職の先達たちは、「思い」、「経験」、「勘」を頼りに多くの重要な施策を創出して来たが、それでは通用しない時代が来ているといえる。根拠の必要性の最も大きな理由は、保健医療福祉専門職には、限られた予算・資源を有効に活用していることを説明する責任があるということだ。根拠に基づく健康政策立案の潮流は、今や日本のみならず世界的な流れであり、根拠が明確に示せない計画には当然ながら予算・資源は配分されない。専門職としての責任を果たすため、施策の必要性の根拠をあなた自身が明確に判断し、他者に説明できることが重要なのである。

　施策の根拠というと、多くの読者は学生時代に学んだ「地域診断」を思い起こすのではないだろうか。施策の立案のため、地域のデータを集めて整理したり、統計を取ったりした経験をお持ちのことと思う。しかし、いったいどれだけのデータを集めたら良いのか、どのように用いたらよいのかと、苦手意識を持つ人もまた多いことだろう。膨大なデータに埋もれて何が重要かわからなくなったときこそ、あなたの課題認識を図示した因果関係図を活用して欲しい。そこには、根拠の素（もと）がたくさん存在するはずである。

　それでは、具体的に因果関係図を見てみよう。根拠を明らかにするために、まずは因果関係図で中心に置いた問題に着目して欲しい。例えば、「近隣苦情が頻繁に来る精神障害者」が問題だったとする。しかし、このままではある専門職の感覚的問題認識の域を超えない。これを根拠にするためのポイントは、問題の量や程度といった現状や、問題の背景・原因を、客観的に見て分かる形のデータで示すことである。

　そのために役に立つ問いかけの例は次のページに示すものとなる。

①問題を持つ人は、地域にどのくらい存在するのか？（問題の量）
②その人たちは、増えているのか？減っているのか？（問題の動向）
③その人たちはどんな生活をしているのか？（問題の背景）
④その人たちはどんな問題をどれくらい抱えているのか？
　（問題の種類や程度）
⑤なぜそのような状況が発生しているのか？（問題の原因）
⑥今後どうなることが予測されるのか？（問題の将来予測）

　それでは具体例で確認していこう。まず、問題の左側（上流）にある原因に着目して欲しい。各原因に先ほどの問いを向けながら、数字（量的データ）や事例（質的データ）で根拠づけていく。例えば、「近隣苦情が頻繁に来る精神障害者」という問題の「本人は独居」という原因に着目してみる。そして、①問題を持つ人は、地域にどのくらい存在するのか？について検討する。活用可能な資料として、多くの自治体が数年に一度実施している、精神障害者に対する生活実態調査や、国や、精神障害者の家族会が実施している調査結果、既に行われている研究結果などがあげられる。その中で今回は、「地域で暮らす精神障害者の約6割が独居」という調査結果を根拠として活用する。これを根拠とすることで、多くの人が問題の原因となる状況にあることを示すことが出来る。さらに、②その人たちは、増えているのか？減っているのか？についても併せて検討することで、より強固に根拠づけることが出来る。確認した根拠は、他者に説明できるように事業提案書に記載しておこう。

　次に、「本人はサービス利用なし」という原因に着目し、③その人たちはどんな生活をしているのか、④その人たちはどんな問題を抱えているのか？について考えてみる。「本人はサービス利用なし」という根拠として、「地域で暮らす精神障害者の約半数がサービス利用なし」という調査結果を用いたとする。この根拠から、必要な人にサービスが届いていないという実態が分かる。これも、事業提案書に記載すべき根拠である。

　さらに、「本人は家の周囲にゴミを山積み」という原因に着目する。⑤なぜそのような状況が発生しているのか？について考えると、因果関係図のさらに左側に「本人は治療中断により病状悪化している」ことが挙がっており、これが問題の根本原因と考えられる。①問題を持つ人は、地域にどのくらい存在するのか？について管内の支援記録をみると、複数の事例があることが分かった。そこで、複数の事例について、

④その人たちはどんな問題をどれくらい抱えているのか？という問いを向け、一覧表にまとめてみることにした。まとめる際のポイントは、「いつ（When）、どこで（Where）、だれが（Who）、なにを（What）、なぜ（Why）、どのように（How）」という5W1Hを使って、地域でどんな問題が起こっているのかがわかるように縦軸に見出し項目を設定することである。例えば、下の表では、問題発生の時期、診断名、治療状況、集めている物の種類や量、本人の認識や支援状況などについて項目を設定し、事例ごとにその内容を記載してみた。問題が発生した時期は、2年〜10年前まで幅広く、4人中3人が統合失調症で、いずれも治療を中断している。また、古新聞、古雑誌、家電、衣類、瓶など様々なものを大量に集積していることが分かった。集積場所はどの事例も家の内外に集積しており、本人にゴミとの認識はないようだ。むしろ、貴重な物、意味ある物として集積していることが分かる。また、悪臭や害虫の発生があることも分かった。保健医療福祉専門職の支援対象は、問題を抱える人のみな

事例分析表

	事例1	事例2	事例3	事例4
問題発生時期	2年前	5年前	10年前	4年前
診断名	統合失調症	統合失調症	不明	統合失調症
治療状況	中断	中断	不明	中断
集積物の種類	古新聞、古雑誌、家庭ごみ	家電、衣類	空き缶、ペットボトル	あらゆる形のビン
集積物の量	約1m山積	約1.5m山積	6畳間全容積	約1m山積
集積場所	家の中、玄関、私道	家の周り、ガレージ	家の中	家の周り、玄関、庭
集積理由 本人の認識	ゴミではない 捨ててはもったいない	神の指令で集めた貴重品	換金するため まだ足りない	ビンの中に宇宙人が住んでおり、捨てると攻撃される
悪臭	あり	少しあり	あり	あり
害虫	ゴキブリ等	なし	ハエ等	ハエ等
近隣住民の主訴	火事が心配 転居して欲しい	ごみを撤去して欲しい	ごみ撤去と清掃をして欲しい	破片で子どもが怪我をする心配 転居して欲しい
専門職の支援	定期的な家庭訪問	定期的な家庭訪問	前任者異動後支援なし	近隣苦情に応じて家庭訪問

らずその近隣住民も含まれている。そこで、近隣住民から見ると集積物はすべてゴミであり、撤去と本人の転居を望んでいることがわかる。専門職の支援は入っているが問題解決はできていないようである。

ここまでで、様々な物を家の内外に大量に集積しており、悪臭や害虫が発生しているという問題の種類や程度、近隣苦情が多く寄せられている事例では、半数以上が治療中断状態であるという問題の原因と量の根拠を事業提案書に書き加えることができる。大切なポイントは、1人ひとりの事例を横断的に分析し、共通する課題を抽出することである。

根拠づけの方法について、理解いただけただろうか。ここで、根拠を「見える化」して事業提案書に記載する方法についても説明しておく。効果的な根拠の「見える化」には、以下のような方法がある。

①表やグラフにまとめる
②経年的な変化を比較する
③他の地域や国と比較する

単年度では変化が出ない場合もあるので、長期的な視点で項目を設定することが必要になる。また、資料作成のポイントとして以下の点に留意して欲しい。

① A4　1枚にまとめること
②主なデータを厳選すること
③言いたいことを小見出しにあげ、一貫性のあるストーリーで書くこと
④情報源（出典）を明示すること

根拠は大事とはいえ、因果関係図にあがった全ての項目について根拠を探すことは現実的には難しいだろう。今回例示したように、問題の根拠とする量的・質的データを探索できる一部の項目に着目しつつ、可能な範囲で取り組んでみて欲しい。どこから手をつけて良いのかわからない時は、まず事実として確認できているもの（因果関係図の実線で囲んだ原因）に着目し、それを裏付ける根拠データを探してみることだ。その上で推測の域を超えない原因（点線で囲まれたもの）についても、裏付けるデー

タがないかを探し、裏付けがとれれば実線（事実）に変更すると良い。一本の根拠の糸がつながることから、次々と問題の周囲に絡まった糸が解かれていく体験を、きっと多くの読者がされることだろう。

　もし根拠の整理が上手くいかない場合は、最初に設定した問題の適切性について、再検討することをお勧めする。例えば、「精神障害者に対する偏見」のように設定した問題が一般的すぎると、そこから左（上流）に向かって根拠を探しても雲をつかむような抽象度の高いものになってしまい、結果的に「社会全体を変える」という壮大で実現不可能な施策に行き着きかねない。このような場合は、問題を因果関連図のより右側（下流）に求め、「精神障害者に対する偏見」によって起きている事態こそを、問題に設定し直すべきである。逆に問題が個人的あるいは特異的過ぎる場合にも、根拠の整理が難しくなる。例えば「事例の性格気質」を中心的な問題に据えてしまうと、その原因は生育歴などのように個別的で介入困難なものしか探せず、まるで事例分析のような因果関連図になってしまう。このような場合には、「他の類似する事例（完全に一致しなくても良い）に共通する問題が、上流に隠れていないか？」という問いをあなた自身に投げかけ、より広い視点で事象を捉え直してみると良い。それによって見出された共通する問題こそを、因果関連図の中心に据え直し、関連図を書き直してみよう。きっとこれまで困難事例への対応に追われて見えていなかった事業化施策化すべき問題が、見えてくるはずだ。

　保健医療福祉専門職が根拠づくりを苦手とする理由によくあがるのは、毎日多忙でデータ収集やまとめる作業に時間を費やせないということである。しかし、何もすべて一からデータづくりをしなくても良いのだ。幸運なことに、皆さんが日々関わっている保健医療福祉行政の総合計画や基本計画の中には、全国的な将来推計値のみならず、各地域の将来推計値や実態調査の結果も記載されている。これを活用しない手はない。皆さんの身近には、行政の調査報告書、都道府県等への報告件数、事業概要など、実に様々な統計資料もある。また、毎年年度末に行われている事業評価の結果を活用するのも一つの方法であろう。前述した問題の根拠を考える問いを意識し、その答えを探すという観点で既存の資料を見てみると、使える統計データが必ず見つかるはずだ。さらに、先駆的事例の活用という方法もある。厚生労働省が何か新たな施策を推進する下準備として「先駆的事例集」や「モデル地域の取り組み」などを取りまとめることがある。これらには、具体的な取り組み内容が明示されており、大変参考になる。また、新聞、専門雑誌、保健医療福祉関連のニュースなどの記事も参考になる。活動の成果を表す指標もあわせて記載されていることもあるので、大いに活用し

よう。また、国が新たな政策を実施しようとする際には、説明資料に、必ず根拠となるグラフや調査結果を示しているので、ぜひその値も参考にしよう。そして、政策や根拠法も、施策の必要性を示す根拠になりえる。日頃から国の動向について関心を持ち、厚生労働省のホームページをチェックする習慣をつけて欲しい。

　根拠となるデータは何も数量的なものだけではない。質的なデータ源として、皆さんの日頃の活動記録が非常に参考になる。活動記録が質的データ源だと意識すれば、その記載方法にも、客観的事実と主観的判断とを明確に区別して示すといった配慮が自ずとされるはずだ。また、因果関係図の中に、「？」と記載された部分があったと思う。それらには、日頃の活動の中で、住民や関係機関の担当者に直接聞き取りをしなければわからないこと、つまり質的なデータでしか示せないことが多く含まれているものだ。ぜひ日頃培ったネットワークを活かし、意識的に住民や関係機関の「生の声」を集め、根拠として記録しておいて頂きたい。

　さあ、あなたも因果関係図を用いて根拠をつくり、事業提案書に記入してみよう！

5　仲間をつくる

　1～4では、要因の分析方法や根拠を整理する方法、つまり、事業提案の中身をどのように考えたらよいかを説明してきた。本項では、作成した事業提案を実際に施策化させるために鍵となる方法、すなわち協力者や理解者を作る・増やすためのポイントを説明する。上司や同僚、財政部門や関係部署の理解や合意をいかに得るか、関係構築を図るためにはどのようにしたらよいかを説明していく。また、要因分析や根拠の整理においても、自分一人で行うのではなく仲間と一緒に行うことにより、多角的な視点から問題の本質を明らかにしたり、実現可能性の高い方策を見出したりすることが可能となる。つまり、仲間を作ることは事業化・施策化の実現性を高めるための重要なポイントと言える。

　本項の内容は3つに分かれている。「①仲間を見つける」、「②仲間をつくる」、「③仲間を広げる」である。①から③のイメージ図は下記のように表すことができる。

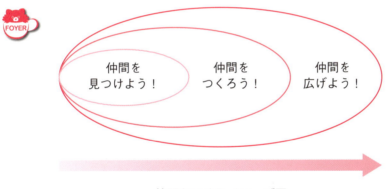

仲間をつくるイメージ図

1）仲間を見つける

　まずは、日常業務の中で気になったことや問題と感じたことについて、自分一人で考えずに職場の同僚、先輩などに話してみることが大事になる。「こういう問題を持つ人いますか？」、「どのように支援していますか？」など、自分の疑問や考えていることを身近な人に投げかけてみることから始めるとよい。そうすると、自分が感じた問題は地域の中で共通性の高いものであるのか、対策が不十分な問題であるのか考えるヒントが得られるであろう。また、日常業務の中で出会う住民の中のキーパーソンや関係機関の職員など多様な立場の人に、問題に関連する実情を聞いてみることも、

多角的な視点から問題を捉えていく上で有効な手段となる。

　上記を可能にするためには、些細なことでも質問や相談ができる人を職場内外に日頃からつくっておくことが大切である。保健医療の現場においては、日常業務においても他職種や関係者と連携協働することは不可欠な要素であろう。したがって、日頃の業務や個別支援を通じて、様々な人とつながり、相談し合える関係を築いておくことが施策化を進めるためにも重要となる。豊富な人脈は施策化のための大きな財産となる。そして、相談をする中で、同じような問題意識を持つ人がいれば、施策化に一緒に取り組む仲間を見つけることができる。

2）　組織内で仲間をつくる

　次に重要なことは、組織内で仲間をつくることである。全国調査の結果[1]から、施策化を進める上で最も重要な鍵となるのが、上司や同僚の理解であることが知られている。組織内の事業の改善や自組織が主担当として施策の立案を行う場合には、組織内で仲間を増やすことが不可欠である。

　組織内で仲間をつくるためには、まず、自分が考える施策を実現させるために誰が施策化に関わるとよいかを考えることが必要である。その上で、自分の身近で同じ立場で考えてくれる人を見つけることが重要になる。

　また、個人的に意見を聞いた時には賛同していた人であっても、会議などのフォーマルな場で意見を聞くと、一変して施策化に消極的になる人もいる。背景には「自分の仕事が増えることは嫌」という思いなど様々な理由があるだろう。このため、フォーマルな場での提案に至る前に、他人事として意見を聞くのではなく一緒に取り組むとしたらどうかと一歩踏み込んで話をしたり、相手にとってのメリットをよく考えて相談をもちかけたりといった工夫が必要である。また、会議後には参加者個々がどのように感じたか意見を聞くといったフォローアップも仲間をつくるためには重要である。地道に周囲の人の意見を把握し、賛同や共感を得る「地固め」をしていくことが必要である。

　また、経験豊富な係長や課長などの上司に相談してみることも大切な方法である。事務職など組織内の重要施策に詳しい人の場合は、施策化しようとしている問題が行政として取り組む必要性の高いものかどうかについて助言をくれたり、適切な相談先を紹介してくれたりする。また、施策化を進める際には、課長など組織の長の了解を取り付けておくことは必須である。

一方、個人的に組織外の人に事業提案の内容について意見を聞くことは、違った角度からの意見や新たな情報が得られたりするため、とても有効である。この際、留意すべき点は行政組織における正式な意思決定のルートとしては、課内の合意形成が終わってから課外へ話を持っていくことである。この順序を間違えると、同僚や上司の反感を買ってしまうことがあるので注意が必要である。課内の合意形成前の段階で組織外の人に相談する際には、信頼できる人に限って個人的に意見を聞くようにすることが大切である。

　同じ問題意識をもった仲間をつくるための具体的な方法としては、課題を共有し自由に意見交換を行う場が必要であるため、まずは関心のある人を中心に勉強会を行う、あるいは、先行事例を集めた検討会を行うことも有効である。また、組織外に仲間をつくるためには、研修会や学会への参加も有意義である。さらに、身近な専門家としては、学生実習の指導者として自治体を訪れている大学教員などに相談するのも一つの手である。

　ここで、よくある失敗例を紹介する。係長よりも課長の方が住民の健康問題について理解があるため、まず課長に相談を持ちかけた。すると、係長は「ないがしろにされた」と憤慨し、非協力的な態度になってしまったという場合がある。この場合は、係長の面目も保たれるように、係長にもあらかじめ話をしておくことが必要であった。

　また、別な例では、課内で正式には決まっていない健康づくり事業案について、親しくしている住民ボランティアに「どう思う？」と個人的に意見を聴いたところ、住民ボランティアは、自治会長との立ち話のついでにその事業のことを話してしまった。自治会長は「事前に何の相談もないとはどういうことだ！」と怒って電話を課長にかけてきた。課長からは「課内で正式に決定していないことを組織外で口外しないように」と厳重注意されてしまった。この場合は、本来は課内の正式決定後に外部の人に相談すべきであるが、住民ボランティアへの相談の仕方として口外しないでほしいという念押しが不十分だった、あるいは、口の堅さといったボランティアの人柄の見極めが甘かったことも失敗の原因と考えられる。行政組織、住民組織いずれの場合であっても、話をもっていく順番を間違えると進む話も進まなくなる。経験が浅い場合は、身近な先輩などに相談しながら進めていくことも大切である。

3) 仲間を広げる

　この段階は、正式な会議体に提案し、様々な関係機関の後押しを得ていくことが中心になる。例えば、組織内のプロジェクトチームやワーキングチームの立ち上げなど体制づくりを行う、作業部会でマニュアルやガイドラインを作成する、健康づくり推進協議会など既存の会議に問題を提起し、組織外の理解者・協力者を増やす、といった方法がある。組織外に仲間を広げていく時こそ、事前の十分な打ち合わせと事後のフォローアップが一層重要になる。

　最後に説明するポイントは、仲間をつくる、広げる上では、必ず意見に反対する人が存在するということである。反対意見を述べる人は、しっかりと意見や理由を持っているからこそ反対するのであり、自分の提案に不足している部分を気付かせてくれる存在にもなる。そして、反対意見を述べる人ほど、一旦理解が得られれば、非常に協力的になることが少なくない。すなわち、反対意見を述べる人は将来の協力者とも言えるだろう。したがって、反対意見を述べる人には、まず反対する理由をよく聞き、相手の立場を理解すると共に、説明・議論を深める努力をすることが大切である。

引用・参考文献

1) 吉岡京子，村嶋幸代．保健師が事業化する際の困難およびその解決策と事業提供経験との関連―保健師経験年数群別の比較―．日本公衆衛生雑誌 60（1）：21-29, 2013.

6　予算を獲得するための方法を理解する

　予算を獲得するためのポイントは、大きく分けて、(1) どのような予算を使うのかと、(2) 費用対効果をどう示すのか、の2つがある。限られた予算の中から、課題に取り組む必要性（すなわち、予算を投入する必要性）を、様々な担当者に理解してもらえるかが鍵となる。

1)　どのような予算を使うのか

　最初に、予算を取り巻く情勢についてである。市町村においては、地域内の企業数や規模により事業税等の収入の多寡に違いはあるが、多くの自治体で少子高齢化が進展しており、行政予算は削減傾向にある。財政部門からは、毎年マイナスシーリング（前年度予算より減らす方式）で予算を立てることを要求されている。これは事業所においても同様で、新しい計画を立てたとしても、支出にあてられる総費用は前年と同じか、前年度よりも減らされることがある。普段あまり意識されないかもしれないが、「資源は有限である」という点を理解しておくことが重要である。つまり、新規事業を何も計画しなかったとしても、事業にあてられる予算は毎年少なくなるが、他の部署が新しい計画を立てて予算を要求してくれば、その分だけ自分達の部署の予算が削られていくということである。

　まずは、どのような予算を使うのか、「あたり」をつけてみる。他部署も含めて、組織内に使えそうな予算について情報収集すべきである。組織内に使えそうな予算が見つからない場合、既存事業の事業費だけでできる方法や、職員の人件費だけで実施できる方法を検討してみる。事務職に事前に相談しておくと、補助金等の情報を教えてもらえる場合もある。

　また、使えそうなお金を様々なところから探してくることも大切である。例えば、重点予算事業費（首長の施政方針、行政計画、重点施策に基づく）、国や都道府県の補助金事業、民間事業所の研究助成金など、様々な選択肢がある。ただし補助金は、補助される期間に限りがある場合も多い。こうした予算を使う場合、補助金の打ち切り後のことを、事前に検討しておく必要がある。例えば、10分の10の補助金等が終わった後で、自前の予算でどう事業を継続していくのか、という先々の見通しを立てておくことが重要である。「予算の切れ目が事業の切れ目」であったとしたら、先行投資にもならない事業計画に、貴重な予算は配分できないのである。

ところで、国をあげた新規政策や施策の開始は、大きなチャンスである。国や都道府県から補助金付きで新規施策が下りてきた場合、地域や施設の実情に沿った形で施策を修正し、住民や利用者に提供することがある。例えば、妊娠・出産包括支援モデル事業の予算を活用して、面接室の整備をしたり、非常勤保健師の予算を確保したりする自治体や事業所がある。チャンスが来た時にすぐに実行に移せるよう、日頃から新規施策や事業の案を準備しておくことが大切である。

2) 費用対効果をどう示すのか

さて、ここで費用対効果の検討はなぜ必要なのかについて考えてみよう。費用対効果を検討するのは、取り組むべき課題に優先順位をつけ、有効な資源を効率的に配分するためである。また、貨幣換算することで、課題の深刻さが分かりやすくなるのである。「今この予算額を投入してでも課題に取り組む意義」を示すことができれば、財政部門等の事務職を説得しやすくなる。「資源は有限である」で述べたように、予算全体の大きさが縮小していく中で、予算の獲得競争に敗れれば、自分達の部署の予算はどんどん削られていく。説得力を増すためにも、事務職にも効果を見えるような形で示すことが大切である。ただし、「予算が安ければ、よいサービスが提供できる」ということではない点に注意が必要である。たとえば、1,000円の価値がある物を200円で買えたとしたら、よいサービスと言えそうであるが、50円の価値しかない物を100円で買わされたとしたら、粗悪なサービスと言われてしまう。

費用対効果の考え方の流れであるが、はじめに、「施策案の実施により、どのぐらい費用がかかるのか」を考える（事業費の算出）。つぎに、「実際に施策案を実施すると、現在および将来にわたる経済的費用を、どの程度節約できるのか」を考える（事業実施による成果の見積もり）。

(1) 事業費の算出

ここでは、どのくらいの事業費（予算）が必要なのかを見積もる。「あそび、のびのび教室」を例に考える。対象は、発達が遅れている2歳前後の児とその親である。目的は、遊びを通して発達を促す親子教室の開催である。開催頻度は、月2回、必要な人員は、臨床心理士1名、保育士2名、常勤保健師2名とする。

まず、常勤保健師の人件費は除いて考える。臨床心理士の単価を1回あたり1万円とすると、

月2回×12か月＝24万円/年間（臨床心理士の費用）...............................(a)

となる。つぎに、保育士の単価を1回あたり7,000円とすると、

2人×2回×12か月＝33万6000円/年間（保育士の費用）..........................(b)

となる。さらに、おりがみ等の教材費を1回あたり1,000円と仮定すると、

2回×12か月＝2万4000円/年間（教材費）..(c)

となる。これらの臨床心理士の費用、保育士の費用、教材費、すべてを合計すると、

(a)＋(b)＋(c)＝60万円/年間（事業費）..(d)

となり、事業費は総額60万円と計算できる。

(2) 事業実施による成果の見積もり

例1：糖尿病予防事業

事業費として必要な額の算出方法が分かったところで、今度は、事業による成果を貨幣価値に換算する方法について説明する。ここでは糖尿病予防事業を例にして、まず、糖尿病の医療費について考える。糖尿病の医療費として、インスリン療法、経口薬療法、血糖自己測定（月60回）を要した場合、年間の医療費は、

3万6,580円×12か月＝約44万円/年間（糖尿病の医療費）..........................(e)

となる。この数値をもとに、提案書を作成する時の「成果」として活用する。費用対効果の検討結果を「成果」として見せる上で大切なことは、施策案が生み出す付加価値（便益）をストーリー化するということである。例えば、「糖尿病の患者さんの発生を30人予防する」というストーリーを立てて考える。糖尿病患者1人あたりの医療費（e）は年間約44万円であるから、

44万円×30人＝1,320万円/年間（糖尿病30人分の医療費）..........................(f)

となる。

さらに、「糖尿病患者で人工透析になる人を30人予防できる」というストーリーを加えたとする。人工透析患者ひとり当りの医療費は、年間約500万円であるから、

500万円×30人＝1億5,000万円/年間（人工透析30人分の医療費）……………(g)

となる。この施策（2つのストーリー）が実現すれば、(f)＋(g) で年間約1億6,000万円以上の医療費の削減に貢献できそうである。もしも、この事業にかかる予算額（費用）よりも、1億6,000万円（便益）の方がはるかに多ければ、「今この予算額を投入してでも課題に取り組む意義」を明確に示すことができる。つまり、1,000円の価値がある物を200円で買えるのである。

例2：こころの健康づくり事業

　別の事例として、こころの健康づくり事業を、「こころの健康づくりに取り組み、生活保護となるうつ病患者の発生を30人予防する」というストーリーで考える。うつ病患者1人あたりの医療費を年間20万円と仮定すると、

30人×20万円＝600万円/年間（うつ病30人分の年間医療費）…………………(h)

となる。30歳で発症して80歳まで（50年間）うつ病に罹患したとすると、

600万円×50年間＝3億円/50年間（うつ病30人分の50年間の医療費）………(i)

となる。同時期（50年間）に生活保護費として毎月14万円を受給したとすると、

30人×14万円×12か月×50年間＝
　　25億2,000万円/50年間（30人分の50年間の生活保護費）……………………(j)

となる。ここで、うつ病にならなかった場合を考えてみる。30歳から60歳まで（30年間）働いた場合、年収500万円の住民税を年間約14万円とすると、納税予定の住民税は、

30人×約14万円×30年間＝
　　1億2,600万円/30年間（30人分の30年間の住民税の納税額）…………………(k)

となる。うつ病の医療費 (i) は3億円、生活保護費 (j) は25億2,000万円、納められなかった住民税 (k) は1億2,600万円であるので、これらをすべて足すと、

$$(\mathrm{i}) + (\mathrm{j}) + (\mathrm{k}) = 約 29 億円以上 \quad\cdots\cdots\cdots\cdots\cdots\cdots\cdots\cdots\cdots\cdots\cdots\cdots\cdots\cdots\cdots\cdots\cdots\cdots\cdots (1)$$

となる。よって、この事業にかける予算額（費用）によって「こころの健康づくり事業」のストーリーが実現できれば、約29億円以上（便益）の将来の費用損失を回避できることになる。

　このように成果を費用として見積もることで、「投入する費用と得られる便益」のバランスを考えることを、費用便益分析とよぶ。なお、費用対効果で成果の見積もりを行う場合、時間をどう設定するのか（1年間、生涯など）、費用をどこまで組み入れるのか（直接医療費のみ、労働損失といった間接費用を含めるなど）、どの立場で考えるのか（国や自治体、事業所や施設）など、設定する条件によって費用便益分析の結果は変わる。一般的には、できる限り幅広い方（生涯、直接費用と間接費用の両方を含む、公的な立場）がよいとされているが、まずは予算の決定権を握る人に合わせて考えるとよい。

　なお、貨幣（便益）で問題の深刻さを示すことが難しい場合もある。その場合には、地域の健康課題を端的に表すような「非常に深刻な問題を持つ事例」を資料に盛り込んで説明するとよい。上記のような量的データ（費用対効果）だけでなく、質的データ（事例）を併せて示すことで、相手の理解が深まることもある。

　昨今の厳しい財政状況では、それでも予算が獲得できない場合もある。その場合には、既存事業の事業費だけで実施できる方法を検討したり、既存事業を一部修正することにより、職員の人件費だけで実施できる方法を検討したりするとよい。また、自分たちだけで実施するのではなく、住民や既存の組織を巻き込んで、協力者に任せる（任せられそうな人材を見つける・育てる）といった方法についても、あわせて考えるとよい。

　また、既存事業の組み換えや拡大を試みるだけでなく、新規事業を既存事業よりも優先して実施すべき理由を明確に示すことも必要である。たとえば、大きな事件や事故が発生した時は、これまでの事業や施策を見直すきっかけになるだろう。議員が議会で政策課題として取り上げた場合、議論が前進することもある。つまり、社会全体で何がおきているのか、常に情報収集するように心掛けるとよい。

　以上の例を参考にして、さっそく事業提案書の予算の欄に、使えそうな予算などの金額や名称を記入しよう。ストーリーを考え、費用対効果を便益で計算し、予測・期待される効果を書いてみよう。いままで以上に説得力のある事業提案書になるだろう。

7　自分の仕事の専門性を他職種に理解してもらう

　自分の所属している組織の規模が大きければ大きい程、専門職は全体から見るとごく少数であり、立場としては「マイノリティ」となる場合が多い。一方、所属している組織の規模が小さければ、1人ひとりの役割は大きくなり、複数人同じ職種がいるだけで「マジョリティ」となる。いずれにしても同じ職場で机を隣り合わせにして働いていても、職員の教育的背景や関心事は異なっている。このため同じ事例や問題を見た時に、他の専門職が自分と同じレベルで理解し、考えてくれるかというと、決してそうではない。専門性が違えば、重視するアセスメントポイントや介入方法も異なる。事業化・施策化を進める上では様々な困難があるが、5 仲間をつくるでも少し触れたように「上司や同僚の理解を得る」ことが挙げられる。同じ部署にいても、自分以外の専門職がどのように仕事をしているのかは、実はあまり理解していないことが多い。実際に筆者が保健師として勤務していた当時、事務職から「保健師さんはいつも訪問に行っていて忙しそうだけど、何をしているのかはよく分からない」と言われたことがある。確かに保健師は病院看護師のように、目の前で次々と医療処置やケアを行うわけではないので、住民に対してどのような方法でケアをしているのか見えづらい。また年度末に事業評価や業務反省をしている組織も多いが、その内容を他の職種が丁寧に読んで、自分たちの職種の専門的な業務について深く理解してくれているかというと、必ずしもそうとは限らない。だからこそ自分の認識・発見した問題を他職種に理解してもらうための努力が不可欠となる。

　例えば「地域における少子化の急速な進展」という情報を聞いた時に、何を思い浮かべるだろうか。保健医療福祉の専門的知識がなくとも、「子どもが減少する」という予測はある程度出来るかもしれない。しかし、子どもの減少に伴って孤立して育児を行う母親の割合が増加する可能性や、晩婚晩産傾向にあるため育児と親の介護のダブルケアの問題を抱える母親も増加する可能性があること、将来的な人口の減少や税収の落ち込みなど、専門職であれば次々と検討すべき問題が発生することを予見できるだろう。専門的な知識を持たない者であれば、同じ現象を見ても将来起こり得る問題について予見することは難しい。だからこそ様々な組織に専門職が雇用されており、事業化・施策化に各々の専門性を発揮していくことが期待されているのである。

　次に予見した問題の存在とそのことに取り組む必要性を、他職種にどう理解してもらうかということが、事業化・施策化の実現と合意形成に向けて重要になってくる。そのためによく行われているのが「自分の仕事について理解してもらう」という作戦

である[1]。地域の問題よりも先に「まず自分達専門職は、こういう仕事が出来ます」とか「こういう特徴のある住民の方の支援をしています」ということを日頃からアピールするのである。そして上司や同僚に「なるほど、こういう仕事で住民の役に立っているんだな」ということを理解して頂く。日ごろの取り組みについて学会で発表したり、家庭訪問や事例検討会議や関係機関との会議に同行してもらって自分の仕事ぶりを見てもらうなど、実に様々な方法がある。

　こうした下準備をした上で自分の認識・発見した問題について上司や同僚、関係者に改めて「ご相談」するのである。こうした問題を突然公式の会議の議題に乗せるのではなく、下準備として日常業務の中でまず相手の考えや受け止め方を把握する作業が必要になる。大切なことは相手がどのような職種で、何に重きを置いているのか、どういう説明だったら問題の深刻さや重要性を理解して頂けるのかということを予め把握しておくことが必要になる。1回の説明で上司や同僚からゴーサインが出ることは少ないと思っておいた方が、ダメ出しされた時に気が楽である。何回説明しても「ダメ」出しされることもあるので、へこたれずに改善を重ね、根気よく折を見て説明を続けよう。すぐ上席の主査や係長が問題を理解してくれなくても、その上の課長や部長、他部署の同僚や上司が理解を示してくれることもある。事業化・施策化は日常業務の積み重ねの上にある。だからこそ日頃からコミュニケーションを積極的に取り、「あの人なら」と賛同してくれる仲間を増やす必要がある。そのためには個別支援や日常業務を丁寧に行いながら人的ネットワークを培い、何でも相談できる人を組織内外に増やす努力が不可欠である。特に自分の専門とは異なる職種の「何でも質問・相談できる人」を、日常業務を通じて1人ずつ増やしていこう。同期はもちろん、先輩や後輩など頼りになる人は多い方がいい。

　また定期的に人事異動がある組織では、新しい上司や同僚に顔ぶれが変わった時も仕切り直しのチャンスである。あなたが異動せずにその部署に残った場合、新たに異動してきた上司や同僚に対して問題の所在や取り組みの必要性について詳細に説明することが出来る。自分が異動してしまった場合には、後任に引き継ぐか、次の部署でアイデアを温めながら時機を狙おう。アイデアをすぐに実現できなくても、チャンスがいつ訪れるか分からないので諦めないことが大切である。自らの専門性を周囲に理解してもらいながら、地域の問題について議論を深めていける職場を目指そう。

　自分や部下、同僚の把握した地域の健康・生活問題を分かりやすく他者に伝えるということは、意外と骨が折れる作業である。医療系人材の教育では、臨地での患者や住民の置かれている状況を疑似体験することを通して、アセスメントや支援方法につ

いて学ぶシミュレーション教育という手法があるが、ここで状況報告の際に用いられているSBAR（C）について紹介したい[2]。これは問題を根拠に基づいて分かりやすく他者に説明する技術である。

> Situation：状況を簡潔に伝える
> Background：簡潔に患者の背景を伝える
> Assessment：何が起きているのかをまとめる
> Recommendation：何をしてほしいか？したいか？を伝える
> （Confirmation：確認を含めることがある）

保健師として初めて勤務していた当時、この方法について全く知らなかった私が課長に自分の問題意識について説明した時の状況を思い出すと、以下のようなやりとりであった。

> 私　：「課長、大変です！」
> 課長：「どうしたの？」
> 私　：「訪問してもなかなかご本人に会えません！」
> 課長：「何の住民？一体何人ぐらいいるの？」
> 私　：「慢性閉塞性肺疾患で公費負担を受けている方です。ご本人は仕事をしていて、家族に会うことが多いです。人数は不明ですが、とにかくいっぱいいるんです。折角訪問してもご本人とは会えません。」

この説明では、根拠が不明であり、課長は問題が深刻かどうかや、組織的に取り組むべきかどうかという判断はできない。

この説明を、SBAR（C）を用いて改善してみると次のページのようになる。

Situation：「慢性閉塞性肺疾患の公費負担受給者訪問に関する相談です。」
Background：「毎日訪問していますが、本人は仕事をしているため、家族が代わりに回答している者が7割以上です。年1回の健診の時に会って話を聞いてほしいと大多数の人が言っています。」
Assessment：「課題は、本人が面接のために平日仕事を休みづらい点です。」
Recommendation：「年1回の健診時の面接を提案します。」

　この説明の仕方だと根拠に基づいて分かりやすく説明することが可能になる。ぜひどう説明したら良いか分からないと悩んでおられる読者は、日常業務の中でご活用頂きたい。

引用・参考文献

1) 吉岡京子，村嶋幸代．保健師が事業化する際の困難およびその解決策と事業提供経験との関連―保健師経験年数群別の比較―．日本公衆衛生雑誌，60（1）：21-29, 2013.
2) Sim Tiki Simulation Center, John A. Burns School of Medicine, University of Hawaii 研修資料.

第3章 事業化・施策化のポイント

8 事業案作成時に陥りやすいピットホール

実は要因分析だけでなく、事業案を作成する際にも多くの人が陥りやすいピットホールがあるので共有しておこう。

1点目は、どこに焦点を当てて事業案を考えればよいか分からない場合である。問題の背景には様々な要因が潜んでいる。要因がたくさんありすぎて、どこに焦点を当てて事業案を考えたら良いのか迷うことがあると思う。全ての要因を同時に介入することは出来ない。また真因に介入しきれない場合もある。このような場合、支援対象を住民全体に広げて考えるのではなく、ターゲット集団を絞る必要性がある。例えば、ハイリスク者だけに対象を絞ったり、本当に支援が必要な地域だけに限定して実施するのも一案である。

2点目は、「平等」や「公平」を重視し過ぎる場合である。図4では、健康レベルの高低に関わらず、平等に支援を提供している。どの層も少しずつ健康レベルは向上するが、これでは格差は縮まらない。つまり、機会を平等にすることを重視しすぎると、「いつも同じ住民ばかり事業に参加している」、「制度を使える力がある人だけが得をする」ということになり、健康の不平等を解消することにはつながらないのである。

図5では、健康レベルの低い層に対して支援を手厚くしており、健康レベルの高い層に対しては支援を薄くしている。これにより、底辺の底上げを図っている。そもそも健康レベルの低い人達に与えられている機会や能力には、格差・不平等がある。それ故に既に不平等を被っている人向けのサービスを強化することで、全体の底上げにつながるのである。事務方や上司から「なぜいつも問題を持つ人達ばかりを救うの

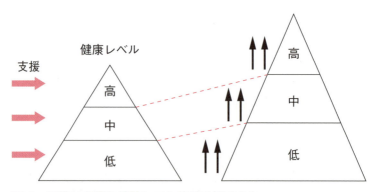

図4 平等に支援を提供しても格差は縮まらない

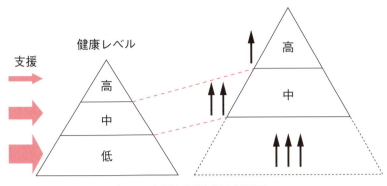

図5　健康レベルに応じた支援を提供する必要性

か」という批判や、機会の平等性の必要性を指摘されることがあるだろう。しかし、本当の意味で健康の不平等の解消を目指すのであれば、底辺の人を救わなければならないのである。そしてそのことを訴えられるのは、地域の実情を知る専門職なのである。

　3点目は、介入する対象は住民だけではないと言うことを知っておく必要がある。問題の性質によっては、問題を持つ個人や家族に直接的に介入しづらいことがある。事例検討会では個人や家族への直接的・間接的な対応を検討しているが、事業化・施策化について検討する際には、地域住民や専門職など、個人や家族を取り巻く人々を対象とすることも必要である。既存事業や枠組みにとらわれず、支援対象を検討するとよい。

　4点目として、根拠データを探さないと事業化できないという課題がある。事業化や施策化を具現化していくためには、必ず根拠となるデータが必要となる。データがなければ上司や同僚を説得でないので、事業化・施策化は難しくなる。根拠となるデータは、あちこちに点在している。例えば、都道府県への事業実施報告の統計や住民意識調査の結果、サービス利用者のアンケート調査結果を活用してもよい。また推計値を算出する方法もある。

　例えば：統合失調症の発症率＝100人に1人（1%）

　人口50,000人であれば、推計患者数は50,000×0.01＝500人となる。

　台帳登録されている方が300人とすると、500－300＝残り200人はまだ相談につながっていない可能性があると推計できる。

　5点目は、現実を考慮しすぎて事業案が作成できない場合である。確かに、現実を考慮しすぎると、「あれも出来ない」、「これも無理」とダメ出し続きとなってしまい、

事業案を作成できない場合がある。この場合にはいったん現実から離れて、「理想的にはどういう仕組みがあればよいか？」を考えてみよう。

6点目は、専門職が考えた地域の健康課題と組織で取り上げられている健康課題が異なっている場合である。まず何がどう違うのか、組織の政策のどこに位置づくのかをよく考えよう。多くの場合、組織の目指す政策の方向性は抽象的にかかれている。（例：安心して暮らせるまちづくり）この中には、必ず保健・福祉関連の施策・事業は位置づけることが出来る。本当にどこにも位置づけられない場合は、先見の明があると言える。ぜひ提言することが必要である。

7点目として、成果や結果はアウトプットとアウトカムに大別される。

| アウトプット（事業実施量） | 目的・目標の達成のために行われる事業の結果に対する評価。 |
| アウトカム（結果） | 事業の目的・目標の達成度、また、成果の数値目標に対する評価。 |

引用・参考文献[1]をもとに筆者作成.

アウトカムの設定も重要だが、アウトプットをいかに明確に設定できるかも重要である。変化が見えやすくなり、やりがいにもつながる。また、当初作成した因果関係図の原因と設定した問題を評価に活かす必要性について説明する。アウトプットとアウトカムをどのように設定したらよいか分からないという方もいらっしゃるかもしれない。その場合には、因果関係図で考えた原因がどう変化したかがアウトプットに、設定した問題や結果がどう変化したかがアウトカムにつながることを思い出すとよい。

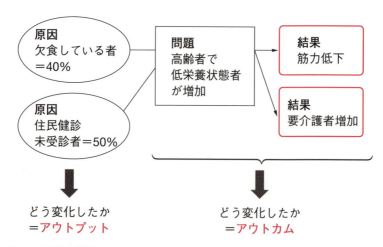

図6　因果関係図で考えてみよう

ぜひ、各項目がどのように変化すればよいのか、そのためにはどのような事業案とすればよいのかについて考えてみよう。

引用・参考文献

1) Selecting approaches to assessing performance. In Donabedian, A. An introduction to quality assurance in health care. Oxford University Press, NY, 45-57, 2003.

第4章 職場で事業化・施策化について検討する際のポイント

第4章　職場で事業化・施策化について検討する際のポイント

1　グループワークの進め方

　事業化・施策化について職場のメンバーとグループワークで検討を試みる場合、円滑に進めるためのポイントをお伝えしたい。

　因果関係図について検討しようとする場合、最も重要なのは「いつもの事例検討」にしないことである。日常業務において専門職が支援や対応に苦慮する事例について事例検討を行う場合、対象となる「個人や家族をどう支援するのか？」に重きが置かれている。また、目の前で繰り広げられる当事者や家族の言動について、その意味を解釈し、関係機関の役割を分担しながら対応を協議することが議題の中心となる。

　しかし、事業化・施策化の因果関係図を検討する際の目的は、「よりよい仕組みを作るため」であり、個々の事例の処遇を検討するためではない。「なぜこの問題が発生しているのか？」と繰り返し問いながら、問題のより上流に潜む真因を見出すために行うのである。しかし、このやり方には多くの専門職は慣れていないので、ちょっと気を抜くとすぐに個々の事例の処遇を検討したくなる。この脱線状態に陥ると、メンバー同士の会話が非常に弾み、楽しくなる。これは皆が慣れ親しんだ事例検討のスタイルになったことで、安心して会話に参加できるためである。逆に言うと、「なぜこの問題が発生しているのか？」を考え続けるのは、普段そこまで突き詰めて因果関係について検討する機会が少ないだけに、慣れるまで少々骨が折れる作業なのである。

　脱線状態に陥ったことに気づいたら、早めに軌道修正する必要がある。その時に役立つ問いかけをいくつか示しておこう。

1）　因果関係図の結果から考える場合

❓【問いかけ1】　この問題をこのまま放置していると、どういう状態になると思いますか？

　問題を放置すれば現状よりも悪化する場合には、何らかの策を講じる必要がある。個別支援ではなく組織的に対応すべき課題として昇格できるかどうかは、問題の持つ深刻さについて目を向け、検討する必要がある。

❓【問いかけ2】　この問題は、どの程度の経済的損失に相当するのでしょうか？

　健康・生活問題が悪化することで、就労が困難になったり、死に至るようなことになれば、大きな経済的損失を生むことになる。また病状が悪化することにより、医療

費、介護保険費、国保医療費のみならず、生活保護を受給することになる可能性もある。健康・生活問題を持つ人数が多ければ多いほど、経済的損失も大きくなる。この試算は、財政部門を説得する上でも重要な根拠となりうる視点である。

2) 因果関係図の原因について考える場合

【問いかけ3】 どうして類似する問題（事例）が地域内で発生しているのでしょうか？

似たような問題（事例）が相次いで一つの地域の中で発生するということは、決して偶然では済まされない。必ず根本的な原因が存在しているはずである。「家賃が安い木造アパートがある」、「子育て世代の流入の急増」といった地域特性が影響していることもあるだろうし、「地域に受け皿となる施設がない」といった既存の枠組みでは対応しきれない何らかの課題が潜んでいることもあるだろう。問題を生む背景要因に着目するための問いかけである。

【問いかけ4】 既存事業や支援システムでは、どうしてこの問題に対応できないのでしょうか？

前項の【問いかけ3】とも関連するが、私たちの目の前に現れている事例や問題は、既存の仕組みでは対応しきれないが故に現れている。この問いかけは、新たな事業案・施策案を検討する上で手がかりになる。

3) 事業案の方向性を考える場合

原因をとことん探求するよりも、「どういう事業にするか」ということのアイデアを出す方が楽なので、そちらに走ってしまうことがある。そういう時には因果関係図に立ち戻って検討してもらうために、この問いかけが有効である。

【問いかけ5】 理想的にどういう仕組みがあれば、この問題を改善できると思いますか？

これは【問いかけ4】の変型であり、理想型を考えることにより、具体的な事業案・施策案をイメージしやすくなると同時に、現状がどうなればよいのかについても並行して検討することが可能になる。

> **【問いかけ6】** より上流からの支援や介入（＝すなわち、予防的支援や介入）を目指すには、誰をターゲットにすればよいでしょうか？

　設定した問題よりも上流、すなわち記載した原因の左側の方にある真因に働きかけが必要な場合で、なおかつ対象集団を具体的に検討する際に有効な問いかけである。個別支援と異なり、事業化・施策化では問題を持つ個人やその家族を取り巻く環境や人々（支援者や地域住民など）も対象となり得ることを念頭に置き、グループメンバーに問いを投げかけてみよう。

> **【問いかけ7】** もっと早期に問題を持つ人を把握するには、どうすればよいでしょうか？

　これは【問いかけ6】の変型版であり、早期発見を目的とした仕組みづくりを検討することが望ましい問題の場合、有効な問いである。

> **【問いかけ8】** このような問題を持つ人の発生を防ぐには、どういう対策が有効ですか？

　問題の発生そのものを根本から防ぐ仕組みづくりについて検討を促したい場合、グループメンバーの議論を活性化させるのに役立つ。

4） 事業案の内容を具体化させていく場合

　このプロセスは比較的得意な方が多いところだが、根拠となるデータをどう探すかや、根拠となる法令や政策を探すところで行きづまることがある。そんな時に考えるヒントとなる質問を示しておきたい。

> **【問いかけ9】** どういう根拠データがあれば、同僚や上司を説得しやすいと思いますか？

　自分一人で考えていると行き詰まることがある。そんな時は、いったん同僚や上司の視点に立って事業案・施策案の必要性を考える作業が有効である。自分が把握した問題を客観的に示すデータがあれば、「Aさん個人が感じている地域の問題」が「ある一定の地域住民に共通している問題」に転換しやすくなり、組織的に取り組む必要のある課題として昇格しやすくなる。

1　グループワークの進め方

【問いかけ10】 トップダウンでも良いので、国や自治体の政策や新規施策、首長の方針で活用できそうなものはありますか？

　事業化・施策化のすべてをボトムアップで進めることは、理想ではあるが実際はかなり難しい。トップダウンで降ってくる政策や施策は、予算がついていたり、確実に実施される等のメリットがある。上手く時流に乗せて事業化・施策化を進めるためには、トップダウンで降ってくる政策や施策にも目を光らせ、上手く活用することが必要である。

【問いかけ11】 自分の組織の内外を見渡して、使えそうな予算や補助金はありますか？

　お金の切れ目が縁の切れ目という言葉があるが、ほとんどの事業・施策はいくばくかの予算が必要である。自分だけで探しきれない場合には、事務職や財政担当者など他者からの協力や情報を得て、獲得できそうな予算の目星をつけることが必須である。

【問いかけ12】 地域全体の健康レベルの維持・向上に、どのように貢献できますか？

　事業化・施策化を進める上では、問題を持つ個人・家族だけに留まらず、地域全体の健康レベルの維持・向上に貢献できるという波及効果が期待できる内容である方が、同僚や上司の共感を呼び、実現に向けて採択されやすい。

【問いかけ13】 事業案・施策案は、健康の不平等を改善することにつながりますか？

　これは【問いかけ12】の変型だが、特に行政の職員は「全住民に平等にサービスを提供する」ことに重きを置く傾向にある。しかし、健康の不平等を改善していくためには、機会が乏しい人や既に不利益を被っている人に手厚く支援を提供する必要がある。機会の平等化が必ずしも健康の不平等を改善することにはつながらないことを思い出してもらうために役立つ問いかけである。

【問いかけ14】 業務量の削減にどのように貢献できますか？

　事業化・施策化を進める際、準備期や実施当初は一時的に業務量が増大することがある。しかし、ある程度事業や施策が軌道に乗ったら、従前の業務量の削減や負担の軽減につながるものとなる必要がある。業務量が右肩上がりで増えるばかりでは、ス

第4章 職場で事業化・施策化について検討する際のポイント

タッフの多忙感は軽減されないので、日常の業務量への影響についても考慮する必要がある。

【問いかけ15】 他の組織での取り組みのうち、参考にできそうなものはありますか？

　まったく新しい取り組みを行おうとする場合、同僚や上司から様々な「抵抗」を示されることがあるだろう。事業化・施策化のように新たな変革を起こす取り組みについて検討する際には、何らかの「抵抗」や「反対」はあると思って準備した方がよい。そんな時に予算や法令・政策と並んで後ろ盾となるのが、「他の組織での取り組み」*である。新聞、雑誌、専門誌等に普段から目を通し、参考になりそうな取り組みを探しておこう。

【問いかけ16】 誰のために、何のために事業化・施策化が必要なのですか？

　例えば、「治療中断する精神障害者が多い」という問題を設定していたにも関わらず、出てきた事業案が「住民の心の健康を高めるための教育講座事業」とすると、当初問題となっていた、「治療中断する精神障害者」を救うことは出来ない。この問いかけは、当初設定した問題と出てきた事業案・施策案があまりにもかけ離れている場合に、原点に戻って検討してもらうために有効な問いかけである。

---

*　伊藤修一郎，自治体政策過程の動態―政策イノベーションと波及―2002．慶應義塾大学出版会，p56-61

2　事業化・施策化が困難となる理由

　事業化・施策化の重要性は理解していても、実際には難しい。そんな思いを持っている読者は多いのではないだろうか。ではなぜ、事業化・施策化が実践の場において困難なのか、その理由を考えてみよう。その上で、その困難を乗り越えるためのヒントを提示する。

理由その①　ないない呪縛

　実践者と事業化・施策化について話す機会があると、必ずと言って良いほど、「やりたくても時間がない」、「人が足りない」、「資金がない」といった、声があがる。この「ないない呪縛」が、事業化・施策化を困難にしている大きな要因といえる。確かに、時間も人員もお金も限られている中で、「こんなに忙しいのに、これ以上出来ない」と思ってしまうのも無理はない。しかし、「ないから出来ない」と思ってしまうことこそが、呪縛なのだ。まずは、発想を転換してみよう。事業化・施策化は、何も今の仕事に上乗せするためのものではない。本当に必要な活動に、限られた資源を適性配分するために実施するのだ。つまり、「ないから出来ない」のではなく、「ないからこそ事業化・施策化する」のである。事業化・施策化されれば、予算が付き、人員が配置されることもある。何もかも一人で抱え込まず、事業化・施策化にとり組む仲間を増やせば必要な労力が分配され、限られた時間内に出来ることが倍増する。「ないならどうするか？」をぜひ考えて、呪縛から解放されて欲しい。

　また、ないのは資源だけでなく、「モデルとなる先輩がいない」という声もきく。しかし、本当にモデルはいないのだろうか。視野をもっと広げてみよう。保健師を例にしてみても、就業中の者は全国に5万といる（平成28年度全国衛生行政報告）。その中には、住民のニーズを事業化・施策化した経験のある人が何千もいるはずだ。実際筆者も、モデルとなる保健医療福祉専門職を何人も思い浮かべることができる。モデルが身近にいなければ、外に求めれば良いのだ。幸い保健医療福祉専門職には、全国規模から小規模まで様々な学会、研究会等の場が存在する。そのような場に参加して、最新の知見や先駆的な実践例に触れると共に、人脈を広げよう。また、専門分野の雑誌には、先駆的実践例が多数掲載されている。吉岡らの研究結果においても、事業化の実現と専門誌を読み込むこととの関連が実証されている（吉岡，2007）ように、専門誌こそが事業化・施策化のモデルなのだ。もしモデルになりそうな実践例に出

第4章　職場で事業化・施策化について検討する際のポイント

会ったら、視察に赴くのも手だ。自分の目で見て、実際の場面に参加して得ることは、きっと事業化・施策化のヒントとエネルギーに変わるはずだ。

理由その②　地域診断ありきの考え

　事業化・施策化するためには、地域診断が重要だという考えには、多くの読者が納得するだろう。だからこそ、まず地域診断をしようと試み、膨大なデータの収集・整理に多くの時間と労を費し、結果的に事業化すべき課題が見えなかった経験も、お持ちではないだろうか。しかし、よく思い返してみて欲しい。実践の中で、「このままでいいのか」、「何とかできないか」と思う、気になる事例や出来事は、多数あるはずだ。それこそが、事業化・施策化の種なのだ。なにも一から地域診断をしなくても、種は皆さんの実践の中に既に存在しており、それを起点に事業化を考えていけば良いのだ。地域診断は、事業化の根拠づくりのつもりで、地域のすべてのデータではなく、気になることに関連のある点に絞って実施すると良い。地域診断は事業化・施策化に確かに重要ではあるが、それが出来ていないと事業化・施策化が出来ないなどと思い込んでつまずかないで欲しい。地域診断は事業化・施策化をすすめながらその一環として実施する、いわゆる「ながら地域診断」をお勧めする。

理由その③　前例主義の組織文化

　読者の多くは、地方行政機関に所属しておられることだろう。行政だからこそ、上司や同僚の考え方が固く、前例ばかりを重んじ、事業化・施策化が難しいのだと思ってはいないだろうか。前例主義は何も行政組織に限ったことではない。組織というのは、安定を好み、変化を拒むものなのだ。組織の抵抗を理由にしていては、事業化・施策化どころか、何の変化も生まれないことになる。

　前例主義が当然の組織に、事業化・施策化という変化をもたらすためには、まずは組織の特性を知ることだ。大企業の創業者であるジョセフ＆ジミー・ボイエットは、その著書「経営革命大全」の中で組織が変化を拒む理由として次の6つをあげている。①否定的な結果をイメージする、②仕事が増えるのではないかという不安、③習慣からの脱却、④コミュニケーションの欠如、⑤組織全体にわたる調整の失敗、⑥社員の反乱（Josef & Jimmy Voiet, 2014）である。つまりは、わからないこと、先が見えないことが、抵抗の根底にあるようだ。事業化・施策化は、自分だけが先導して進める

のではなく、仲間をつくり、計画に着手する段階から共通認識をはかりながら進めることが得策であろう。また、一人ひとりに及ぶ影響や予想される結果についても十分な熟考と共有が必要である。わからないからこそ不安で抵抗するのであって、専門職として貢献できる、良い結果を生むことがイメージ出来れば、きっと抵抗は和らぐはずだ。仲間のつくり方については、3章5で詳しく説明しているので、参考にして欲しい。

理由その④　諦めの境地

　この本を手に取った読者はきっと、事業化・施策化する必要性を感じ、それを実現させたいと思っておられることだろう。一方で、頑張っても出来なかった、上手くいかなかった経験も、幾度と重ねて来られたと思う。このような報われない経験が積み重なり、「どうせできない」、「がんばっても仕方ない」という諦めの境地に陥ってしまうことが、事業化・施策化すべき課題を見えなくさせ、その必要性を感じなくさせてしまう。これがいわゆる学習性無力感である。経営学者である金井は、クルト・レビンのいう「未達の課題」が変革に向かうために必要であるとし、それが達成されるにつれ課題の難度が高まることを示している。事業化・施策化したい「未達の課題」を持つことは、それを実現させる原動力として不可欠である。しかし、達成できなければ、課題は難度が下がるどころか、無かったことになってしまうのだ。

　諦めの境地に陥らないためにも、事業化・施策化は、少しだけ難しい課題に着手することをお勧めする。学習心理学において有名な「ヤーキーズ・ドットソンの法則」というものがある。ネズミを用いた実験により、ストレスは高まるほどパフォーマンスが良くなるが、ある一線を越えると逆にパフォーマンスが低下することを示した法則だ。ここからもわかるように、「未達の課題」にはある程度の難度が必要であるが、そこを超えると逆に達成できないという結果を招く。丁度良い頃合いの課題に向かうのが良いのだ。その頃合いが難しいとは思うが、どこから手を付けて良いかわからない課題ではなく、まずは糸口が幾つか見え、方策がイメージできる課題から、事業化・施策化に取り組んでみよう。

引用・参考文献

1) Josef & Jimmy Voiet 著，大川修二訳，金井壽宏監訳：経済革命大全．日経ビジネス人文庫，2014．
2) 金井壽宏著：組織変革のビジョン，光文社新書，2007．
3) 吉岡京子他：日本の市町村保健師による事業化プロセスの経験とその関連要因．日本公衆衛生雑誌 54（4），2007．

第5章 具体的な事例

第5章　具体的な事例

1　母子保健

（因果関係図の中心となる事例）

　38歳の女性。夫（40歳）と7か月の男児の3人家族。最近A駅の近くに建設されたマンションを購入し、近隣のB市から転入してきた。夫は仕事で多忙のため、日中の育児はほとんど女性が担っている。自分の実家も夫の実家も遠方で折り合いが悪く、自分の実母も就労しているため身近に育児を手伝ってくれる人はいない。ママ友もいない。初めての育児で自信が持てず、これでよいのか色々悩み、インターネットであれこれ検索するものの、ネット上に書いてある通りにならないため益々不安になり、夕方になると保健師に電話をかけ相談するのが日課となっている。

（類似問題を抱える事例）

　近年マンション開発が進んでおり、個別相談を希望する育児不安を持つ母親が増加している。保健師や助産師たちは子育て包括支援センターで開催されている育児教室に参加してもらうよう促しているが、母親たちは1対1で専門家に悩みを相談したいと考えており、ママ友との会話を通して問題解決を図ったり、育児力を高めることが難しい。

（因果関係図の中心におく問題）

　日中一人で子育てをしている母親からの育児不安の訴えの増加

（原因）

・育児不安を訴える母親は、近くに相談できる親族や知人が乏しいことが挙げられる。その背景には最近大規模マンションが地区内に建設され、多くの子育て世代が転入してきていること、マンション内の住民同士の交流が乏しい状況がある。
・育児不安を訴える母親の多くは、子育て包括支援センターで開催されている育児教室に参加していない。理由は「他人との交流が苦手」、「外出すると疲れる」というものである。産後の寝不足や夜間の授乳が継続していることが影響している。

- 特に母親たちは1対1で専門家に悩みを相談したいと考えており、「一般的な話ではなく自分の子に合った助言がほしい」と思っている人が多い。また公園や児童館が徒歩圏内にないことから、育児中の親子に出会える場にもあまり出かけていない。子連れで公共交通機関を利用してまで出かけるのは大変なので、そのような場に足が向かない状況がある。
- さらに母親は自分の実母との折り合いが悪く、実母自身も就労しているため頼れない状況にある。実母に育児に関する日常的な相談ができないため、インターネットに頼って育児に関する情報を検索しているが、書いてある通りにならないことがかえって不安を来している。幼い頃に弟妹の世話をしたことがなく、また赤ちゃんに触れたこともほとんどない者が多数を占めている。

(結果)

- 子どもがよく泣く夕方になると、どうしたらいいのかわからない母親からの電話相談が連日殺到している。個別に同じような悩みを聞き続ける状況が続いている。
- また、母親の不安を傾聴するだけでは収まらず、結局状況確認のために夕方家庭訪問に出かけることが増加している。結果的に職員の残業時間も増加している。

第5章 具体的な事例

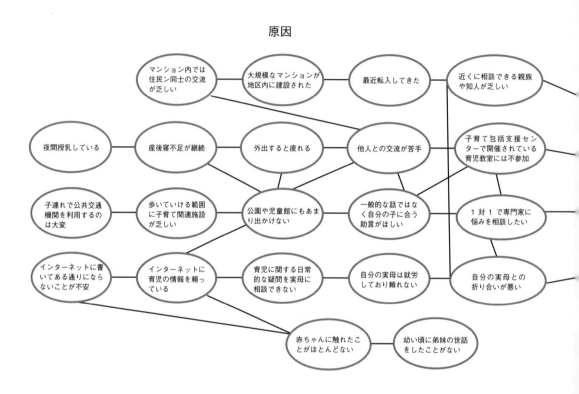

注：作成時には地域や固有名詞等の個人情報を記載しないようにしてください。
Copyright ⓒ　Kyoko Yoshioka-Maeda, Misa Shiomi, Takafumi Katayama, Noriko Hosoya

1 母子保健

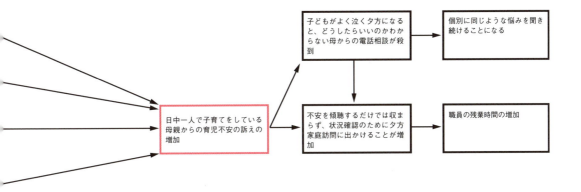

第5章　具体的な事例

 考えた事業提案書

事業名：育児支援ヘルパー派遣事業

1. 目的	育児不安の高い母親に対し、専門的な助言ができる専門職を家庭に派遣する。
2. 現状・課題分析	（現状） ・市内の出生は年間 4,000 件だが、育児に不安を感じている母親からの電話相談は毎月延べ 400 件。育児不安軽減のための家庭訪問は毎月延べ 50 件。 ・大規模マンションが市内に建設された昨年 5 月から増加傾向。相談の内容は、授乳に関する内容から赤ちゃんの成長、発達、家事の進め方など多岐にわたっている。 ・生後 0 か月〜4 か月未満の児を持つ母親からの相談が全体の 8 割を占めている。母親の実母との折り合いが悪く、身近に育児のことを相談できる人が乏しい者が半数以上である。 ・母親たちは 1 対 1 で専門家に悩みを相談したいと考えており、似たような状況にあるママ友との交流ではなく、個別の状況に合わせた専門家からの助言を求めている。 （課題：組織として取り組む必要がある問題） ・児童虐待の死亡事例は 0 歳 0 か月に多発している。産後母体の心身の状態が不安定な時期と育児に不慣れな時期が重なっており、母親が育児不安を抱きやすい。自助・互助・共助では対応しきれておらず、児童虐待を未然に予防するために公的な支援が必要である。 （既存事業の課題） ・子育て包括支援センターで開催されている育児教室には「他人との交流が苦手」、「外出すると疲れる」という理由で参加していない。背景には産後の寝不足や夜間の授乳が継続していることが影響している。現状では母親同士が学び合い交流する場を設定しても、十分に活用されていない。
3. 対象	生後 0 か月〜4 か月未満の児を持つ家庭。 児童虐待リスクアセスメント票で中〜高程度のリスクがある場合。
4. 方法 （具体的な実施方法）	1 か月 20 時間（1 回 2 時間、10 回まで）を上限として市役所を定年退職した保育士、保健師等の専門職を各家庭に派遣する。
5. 法的根拠	母子保健法、児童虐待防止法、次世代育成支援対策推進法
6. 予算	専門職を 3 人非常勤雇用し、50 件分の家庭に派遣すると仮定。 　専門職の時給 1,800 円×20 時間×50 人分＝180 万円 　保険加入費用 5,000 円×3 人＝1 万 5 千円 　雨天時の交通費 200 円×3 回×50 人＝3 万円 ※全国平均降水日数は 120 日のため、10 回×1/3＝3 回で計上。
7. 予想・期待される効果	母親の育児不安の軽減
8. 評価計画・評価指標	育児不安に関する電話相談・家庭訪問件数の減少。 乳児健診時のアンケートにおける「育児不安あり」と回答する者の割合減少。

2　生活習慣病の予防、健康づくり運動

（因果関係図の中心となる事例）

　市主催の生活習慣病の予防教室。保健師や管理栄養士による健康講話と、メタボ予防の体操やストレッチが中心。事前申し込み制で、2か月に1回、30名定員で実施している。リピーターも多く、おおむね好評である。ただし参加者は、自身の健康に対する関心が高いため、生活習慣にとくに問題はなく、そもそも予防教室に参加しなくても自己管理ができている。しかし、予防教室を楽しみに（生きがいとして）来ている人たちがいるため、ただちに廃止することはできない。

（因果関係図の中心におく問題）

　現状のまま生活習慣病の予防教室（年間30名×6回）を実施し続けることで、市民全体（30万人）の健康増進につながっていない。

（原因）

- 自身の健康に対する関心が低い人は、市の生活習慣病の予防教室に、自ら参加申し込みはしない。また、生活習慣の改善を要する人（本当に来てほしい人）たちは、予防教室に参加していない。
- 市民全体への健康啓発の手段としては、市のホームページ、広報、健康だよりがあるが、健康への関心が低い人は、これらを閲覧する可能性も低い。
- 効果的なポピュレーション・アプローチ（市民全体へのかかわり）が不足している。
- 実施回数を増加させることは、保健師などの人員不足を含めて実現困難である。

（結果）

- 市民全体の健康増進につながっていないため、特定保健指導の対象者が増加する可能性がある。それに伴い、保健師の業務量も増加する可能性がある。
- 生活習慣病の医療費も増加する可能性がある。

第5章　具体的な事例

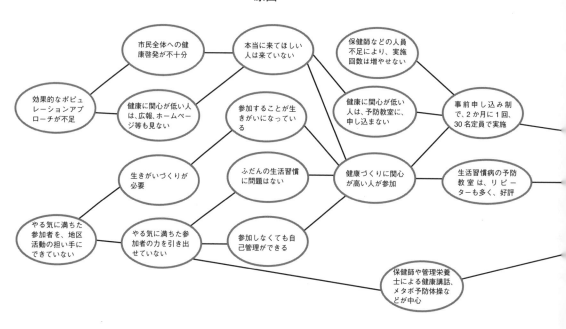

注：作成時には地域や固有名詞等の個人情報を記載しないようにしてください。
Copyright ⓒ　Kyoko Yoshioka-Maeda, Misa Shiomi, Takafumi Katayama, Noriko Hosoya

2 生活習慣病の予防、健康づくり運動

問題　　　　　　　　　予測される
　　　　　　　　　　　結果・影響

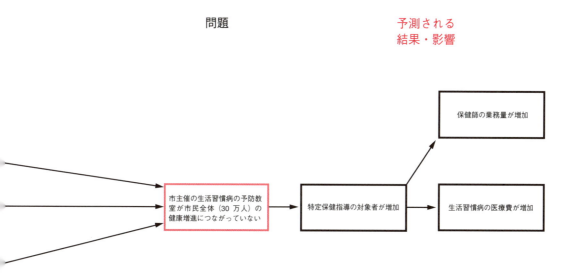

第 5 章　具体的な事例

 考えた事業提案書　その 1

事業名：階段への健康増進メッセージ貼り付け事業

1. 目的	・多くの市民が利用する（市の管轄する）階段や、市内の職場の階段に、健康への関心や、階段の利用を促進するメッセージを貼る。階段のぼりを通して、手軽な運動習慣を身に付ける。
2. 現状・課題分析	（現状） ・保健師や管理栄養士による健康講話と、メタボ予防の体操やストレッチを中心とした生活習慣病の予防教室を実施（事前申し込み、2 か月に 1 回、30 名定員） ・リピーターも多く、おおむね好評であるが、参加者自身の健康に対する関心が高いため、生活習慣にとくに問題はない、予防教室に参加しなくても自己管理ができる。 （課題：組織として取り組む必要がある問題） ・市民全体（30 万人）の健康増進につながるとは言えない。 ・実施回数の増加は保健師などの人員不足から実現困難。 ・本当に来てほしい人たちは予防教室には参加しない。 （既存事業の課題） ・自身の健康への関心が低い人は参加の申し込みをしない。 ・市民全体への健康啓発の手段として、市のホームページ、広報、健康だよりがあるが、健康への関心が低い人は、これらを閲覧する可能性は低い。
3. 対象	・駅、庁舎など、市の管轄する階段、市内の職場にある階段を利用する人々（市の生活習慣病の予防教室に来たことのない幅広い世代の人々）。
4. 方法（具体的な実施方法）	・健康への関心や階段の利用を促進するメッセージを作成し、駅、庁舎など、市の管轄する階段や、市内で協力が得られた職場の階段に貼る。
5. 法的根拠	・健康増進法
6. 予算	・印刷・貼り付け費：階段あたり 5 万円～60 万円（段数、屋内・屋外、素材、仕上がりで異なる）。 ・初年度は 100 万円でスタートし、効果を検証しながら徐々に市内の各階段へと展開していく。
7. 予想・期待される効果	・エレベータやエスカレータを利用する人々を階段に誘導し、手軽な運動習慣の一つとして階段のぼりを定着させる。 ・階段利用をきっかけにして、健康への関心を高め、生活習慣病の予防につなげる。 ・駅、庁舎など、どこかで階段メッセージを目にする人を 15 万人（市民の半数）とし、利用者の 1 割が意識や行動が変化すると仮定すると、影響を受ける人数は 15,000 人。 ・その中から 1,000 人の糖尿病の予防につながると仮定すると、糖尿病患者 1 人あたりの平均医療費 44 万円×1,000 人 ＝ 年間 4 億 4 千万円の医療費が節約される。
8. 評価計画・評価指標	・階段利用者数（利用率）の増加（現地にて実数を調査）。 ・市民へのアンケート調査による健康意識などの変化を把握。

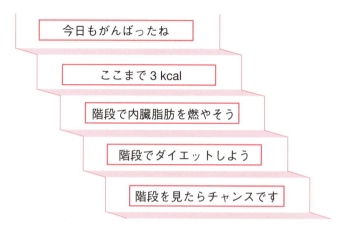

図7　階段への健康増進メッセージ貼り付け事業の例

引用・参考文献

1) 下村葉子，佐野洋子，松中茂登子　他：健康づくりにおける効果的なポピュレーションアプローチの検討―メタボ予防キャラバン事業と階段利用推進計画を通じて―，平成19・20年度　兵庫県立大学看護学部　共同研究報告書，56-84，2009.
2) 片山貴文，佐野洋子，深見薫　他：階段を利用した健康づくり意識の継続的な啓発の試み，日本公衆衛生学会68，352，2009.
3) 片山貴文，佐野洋子，深見薫　他：エレベータ停止とメッセージ掲示の一連の組み合わせによる職場における階段利用の促進，兵庫県立大学看護学部・地域ケア開発研究所紀要17，75-86，2010.
4) 秋末珠実：健康ソムリエと協働で市民に届く健康づくり，明石市における市民とともに健康づくりに取り組む保健師の役割．保健師ジャーナル69（5）：372-377，333-335，2013.

第 5 章　具体的な事例

 考えた事業提案書　その２

事業名：健康増進員ボランティア育成事業

1. 目的	・生活習慣病の予防教室を改め、健康づくりを広める市民ボランティアの養成講座とする。地域の健康づくり活動の担い手を増やし、市民と協働して健康づくり運動をすすめる。
2. 現状・課題分析	（現状） ・事業提案書その１と同じ。 （課題：組織として取り組む必要がある問題） ・予防教室を生きがいにしている人がいる。 ・健康への関心が高く自己管理ができる人が集まっている。 ・保健師などの人員不足から、ポピュレーション・アプローチ（市民全体へのかかわり）が十分できていない。 （既存事業の課題） ・自身の健康への関心が高い参加者、やる気に満ちた参加者に対して、彼らの力を引き出せていない。
3. 対象	・健康への関心が高く自己管理ができる人々。 ・健康づくりを広めるボランティアをしたい（興味のある）人々。
4. 方法（具体的な実施方法）	・生活習慣病の予防教室を改め、健康づくりを広める市民ボランティアの養成講座とする。 ・養成講座を受講し修了された方には、「健康サポーター」という称号と修了証を授与する。 ・修了者は市民ボランティアとして、地区の健康づくり活動の担い手になってもらう。
5. 法的根拠	・健康増進法
6. 予算	・養成講座の資料代（例）30 名×12 回×500 円＝18 万円 ・外部講師謝金（例）6 人×１万円＝6 万円 ・健康サポーター（ボランティア）の活動費用は自己負担。
7. 予想・期待される効果	・養成講座受講者自身の健康維持・増進への意識の高まりや、生きがいにつながる。 ・保健師が出向くことができなかった地区活動の新たな担い手が増える（例えば、１回あたりの平均スタッフ数 6 人×年間のイベント開催 150 回分の活動が新たに実施できる）。 ・上記の地区活動の増加に伴い、生活習慣病の予防教室でカバーできなかった人々の参加が見込まれる。
8. 評価計画・評価指標	・養成講座受講者自身の健康づくりの知識の増加 ・下記の各種イベントの実施回数の増加 　健診受診率の向上の啓発活動、出前講座・健康クイズ、介護予防講座、地域での健康チェック（血圧、腹囲、体脂肪測定）、健康体操、ヨガ体操、地域づくり協議会への参加

3 難病

（因果関係図の中心となる事例）

- 45歳男性。3か月前にALS（筋萎縮性側索硬化症）と診断された。未婚であり、実家は遠方である。両親は既に70歳以上となっており、父親は高齢者施設に入所、母親は腎臓病のため入院している。このため本人の介護を担うことは難しい。
- 弟が1人いるが、商社に勤めており、海外出張も多いため本人の事で関係機関が電話で相談しようにも、なかなかつかまらない。
- 最近嚥下機能が急速に低下し、口から食事を摂取することが徐々に困難になっている。ヘルパーやケアマネジャーの話では、食事中や飲水時にいつ呼吸が停止してもおかしくない状況と報告されている。主治医は、今後の方針について本人と全く話し合っていないため、急変時にどのような処置を希望するのか、本人の意思確認ができていない。
- 本人は今後の事を考えると、身近に介護者がいないため人工呼吸器を装着するかどうか迷っているが、誰にも相談できずにいる。

（類似問題を抱える事例）

- この半年、相次いで独居のALS患者が地域内に発生している。
- いずれも家族による介護が期待できず、ケアマネジャーと保健所保健師が支援の中心となっている。
- 急変時に人工呼吸器を装着し、延命治療を希望するかどうかの方針を決めかねている者が多い。

（因果関係図の中心におく問題）

一人暮らしで病状が不安定なALS患者が、人工呼吸器を装着するかどうかなかなか決められない。

（原因）

- 実親自身も高齢で体調不良のため、本人の介護を拒否している。実親はそれぞれ高齢者施設に入所中と病院に入院中であり、本人の介護を担える状況にはない。
- また本人にはきょうだいがいるが、本人のことについて相談できる状況にはない。きょうだいはそれぞれ家庭や仕事があり、遠方に居住しているので、本人に関わることすら一切拒否している。
- またいずれのケースも未婚のため、身近に本人を支えるキーパーソンも不在である。
- 本人達はそれぞれ近所の病院に通院しており、主治医を信頼しているため通院先を変えようとしない。この主治医は急変時の治療方針について全く本人と相談しようとせず、どう対処するか何の方針も決まっていない。
- 管内には、ALS患者が10人近くおり、既に人工呼吸器を装着することを決意した方や、人工呼吸器を装着しながら10年近く在宅生活を送っている方もいる。しかし、現状ではALS患者同士が身近なところで交流する場はない。
- 数名の希望者はALSの患者会（全国組織）に入会して、情報交換や制度の充実などを求めて活動をしている。

（結果）

- 人工呼吸器を装着することに関する本人の意思決定を十分に支援できないまま、急変に至る可能性が高い。
- 本人達は急変時に人工呼吸器をつけるかどうか決めていないため、搬送先の病院で本人の意思が不明なまま、人工呼吸器を装着される可能性が高い。
- 退院後の在宅生活を継続する上で、対応できる事業所が不足する可能性がある。

考えた事業提案書

事業名：ALS 患者交流会事業

1. 目的	・管内の ALS 患者同士が交流する場を設け、情報交換や今後の在宅生活について見通しを持てるようになることを目的とする。
2. 現状・課題分析	（現状） ・県内の ALS 患者数は昨年度 30 人であり、このうち独居の者が 6 人と 1/5 を占めている。独居者の割合は近年増加傾向にある。背景には、生涯未婚の者や実親が高齢化しており、本人を引き取って介護できない、きょうだいも関わりを拒否する等の理由が挙げられる。 ・人工呼吸器を装着するかどうかは、ALS 患者にとって寿命を決める重要な意思決定である。しかし、現状では人工呼吸器を装着することに関する本人の意思決定を十分に支援できていない。 （課題：組織として取り組む必要がある問題） ・管内で ALS 患者が交流できる場はなく、他の患者がどのような困難や葛藤を経て人工呼吸器を装着するかどうかを決めているのかを知る方法がない。 ・先輩患者の意思決定のプロセスや療養生活について情報を得ることで、診断後間もない患者の意思決定に役立ててもらうことが可能となる。 ・管内の事業所で ALS 患者に対応できる組織は限定的である。多くの事業所に支援を担ってもらうために、ALS 患者の療養生活について理解を深めてもらう必要がある。 （既存事業の課題） ・既存事業としてこの問題に対応できる取り組みは見当たらない。
3. 対象	・管内の ALS 患者と彼らを支援している事業所のスタッフ。 ・現在 ALS 患者の支援に携わっていない事業所のスタッフも参加可能とする。
4. 方法 （具体的な実施方法）	・管内の ALS 患者に本会について案内。参加希望者を募る。 ・自分の体験を共有しても良いという患者には、人工呼吸器装着までの経緯や日常生活について体験を語ってもらう。
5. 法的根拠	障害者総合支援法
6. 予算	・当面は 0 円
7. 予想・期待される効果	・診断後間もない患者が人工呼吸器装着について意思決定ができる。今後の生活について見通しが持てるようになる。 ・ALS 患者の支援に携わっていない事業所のスタッフが、同患者の生活や療養支援について学ぶことが出来る。 ・将来 ALS 患者の支援を受け入れてくれる新たな事業所が出てくる可能性がある。また事業所間のネットワーク構築や、今後の研修希望など新たなニーズを把握する機会となる。
8. 評価計画・評価指標	・参加者にアンケートを実施。患者には、意思決定や今後の生活の見通しを持つ上で参考になったかどうか等を把握する。 ・事業所のスタッフには、ALS 患者の療養生活や支援の実際について知識・理解を深められたか、今後 ALS 患者の支援を受け入れる可能性の有無、今後希望する研修内容等についても把握する。

第5章 具体的な事例

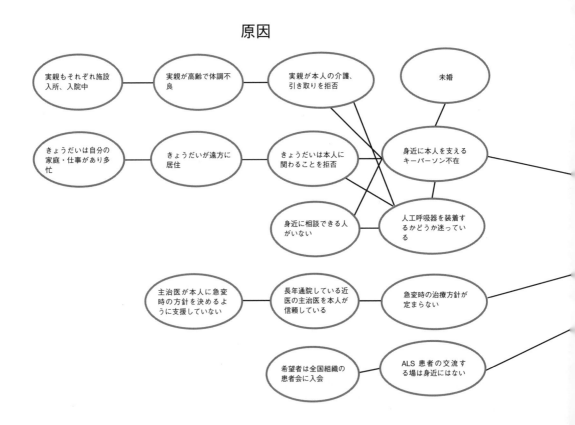

注：作成時には地域や固有名詞等の個人情報を記載しないようにしてください。
Copyright ⓒ　Kyoko Yoshioka-Maeda, Misa Shiomi, Takafumi Katayama, Noriko Hosoya

3 難病

問題　　　　　　　　　予測される
　　　　　　　　　　　結果・影響

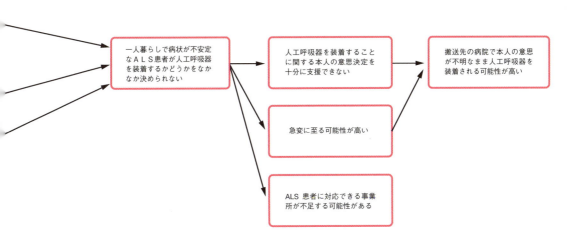

4　支援を要する高齢者を潜在化させない早期把握・支援体制整備

（因果関係図の中心となる事例）

　市直営の地域包括支援センターに、A地区の民生委員から連絡があった。話によると、地区に住む70代の女性宅で小火（ぼや）騒ぎが発生した。隣人が気づいて消火器で消し止め、大事には至らなかったが、鍋に火をかけ放したことが原因のようだ。住人である女性の様子から認知症が疑われるので、様子を見に来てほしいとの依頼だった。また、小火騒ぎの際に、40歳代の息子が同居していることがわかったが、何十年も姿を見ず独立したものと思っていただけに驚いたことも、併せて情報提供があった。

　センターの保健師と社会福祉士が早速訪問すると、女性は抵抗なく受け入れてくれた。女性はかなりやせており、屋内歩行も不安定で、家庭内の様子から家事全般が困難になっていることがうかがえた。小火騒ぎについては覚えておらず、日付や自身の年齢も不確かであった。同居の息子について女性にきくと、長い間部屋に引きこもったきりで、滅多に出てこないという。最初は受診を考えたが、本人が出てこないのでどうしようもなかったと話した。

　女性は、栄養状態・生活環境不良により生命が脅かされている状態と判断し、高齢者福祉担当課によって緊急保護された。同居の息子には、保健部門の精神保健担当保健師が関わり、往診で統合失調症が疑われたため、入院し適切な治療を受ける運びとなった。

　センターでは、このような事例の存在を今まで把握出来ていなかったことを重く受け止め、支援を要する事例を潜在化させないための体制整備に取り組むことにした。

（類似問題を抱える事例）

・独居で認知症の高齢者
・家族が障害や疾病を抱えた要介護高齢者
・夫婦共に認知症がある高齢夫婦のみ世帯

4 支援を要する高齢者を潜在化させない早期把握・支援体制整備

（因果関係図の中心に置く問題）

支援を要する高齢者家族が潜在化している。

（原因）

- 認知症高齢者や、単身・高齢者のみ世帯が増加している。
- 本人・家族が、認知症・疾病・障害等により支援の必要性を発信できない。
- 地域住民の関係がうすく、問題が家庭内に潜在化する傾向にある。
- 潜在事例やその把握・支援ルートが明確でなく、住民・支援者共に問題が深刻化しないと関与しない。

（結果）

- 潜在事例が支援されないことによる餓死や衰弱死など、防げるはずの死亡。
- 火事・心中など、事故・事件の発生。
- 近隣住民や支援者の後悔や自責の念、不安感の増大（生活の安寧が脅かされる）。

第5章　具体的な事例

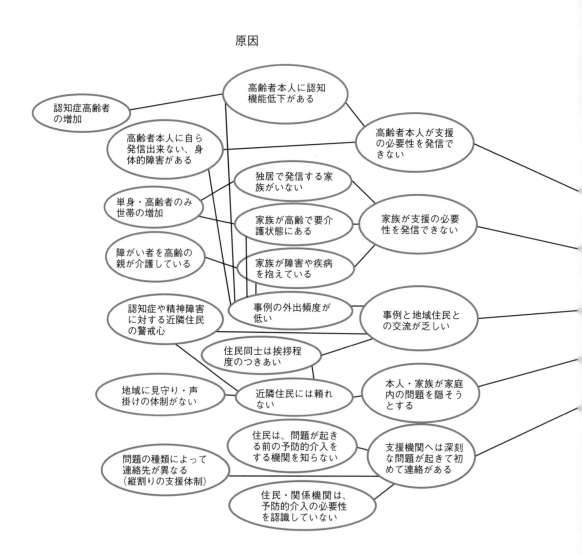

注：作成時には地域や固有名詞等の個人情報を記載しないようにしてください。
Copyright ⓒ　Kyoko Yoshioka-Maeda, Misa Shiomi, Takafumi Katayama, Noriko Hosoya

4　支援を要する高齢者を潜在化させない早期把握・支援体制整備

問題　　　　　　　　　　　　　予測される
　　　　　　　　　　　　　　　結果・影響

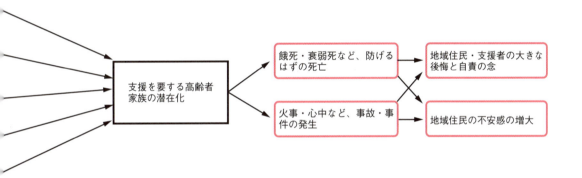

第5章　具体的な事例

 考えた事業提案書

事業名：支援を要する高齢者の早期把握システムの整備

1．目的	支援を要するにも関わらず潜在している事例を早期に把握・支援することで、問題の深刻化を予防する。
2．現状・課題分析	（現状） ・市内の高齢者の独居率は20％で、年々増加傾向にある。高齢夫婦のみ世帯も26％で、同様に増加している。また、いずれも全国平均よりも高い値となっている。 ・要介護認定者の内、認知症のある者は56％と半数を超えている。 ・近隣苦情や支援者通報等で把握・対応した事例の9割は、問題が深刻化した後の把握であった。また、いずれの事例も、認知症・精神疾患・身体障害など本人・家族の問題対処力が低かった。 ・市民生活調査結果よると、住民の70％は、近隣とあいさつ程度のつきあいであった。 （課題：行政/組織として取り組む必要がある問題） ・問題が深刻化する前に、支援を要する事例を把握し、支援する必要がある。 ・特に、独居の認知症高齢者や家族に疾病・障害がある事例は本人・家族からの発信がない場合が多く、何らかの問題が発生しないと把握出来ない。 ・住民同士の関係がうすく、問題が家庭内に潜む傾向にある。 ・支援者の予防的対応の認識が低く、要介護者への限られた介護サービス提供に終始している傾向にある。 （既存事業の課題） ・現行の総合相談支援事業では、問題が深刻化した後の対応になっており、早期把握が出来ていない。 ・地域ケア会議では、困難事例への対応に焦点があたっており、潜在課題の発見機能が果たせていない。
3．対象	高齢者の保健・医療・福祉に関わる機関の実務者。 市高齢福祉課、市障害福祉課、市保健課、地域包括支援センター職員。 健康推進員、栄養改善推進員、自治会役員、民生委員などのキーとなる住民。

4. 方法 （具体的な 実施方法）	既存の地域ケア会議の下部組織として、地域住民を含めた潜在事例把握チームを実務者レベルで組成する。 1）準備会議（潜在事例把握に関する課題の共有） ・市内で発生した深刻化するまで潜在していた事例を紹介。 ・なぜ早期に把握できなかったのか、課題提起。 ・チーム組成の合意形成。 2）地域ケア会議への報告と承認受け 3）第1回潜在事例把握チーム会議 ・会議の規定案提示・議決。 ・潜在しやすい事例の要因確認・共有。 ・事例分析に基づく早期把握のポイントの抽出。 ・次回に向けた課題提示。 4）第2回潜在事例把握チーム会議 ・早期把握ポイントの周知方法の検討。 ・事例把握後の連絡・支援ルートの検討。 ・次年度以降の進め方検討。	
5. 法的根拠	介護保険法第3条に規定する包括的支援事業に位置づく。	
6. 予算	会議資料代　200円×30名×3回＝18,000円 ファイル 350円×30名＝10,500円 文書郵送料　140円×30通×3回＝12,600円 模造紙、ホワイトボードマーカーなどの文具　15,000円	
7. 予想・期待 される効果	・潜在事例把握チームが組成される。 ・潜在事例把握のポイントが明確になり、広く周知される。 ・把握・支援ルートが明確になる。 ・潜在事例が早期に把握・支援できることにより、死亡事例や事件発生が減少し、緊急保護等に要する費用節減につながる。	
8. 評価計画・ 評価指標	・死亡事例や事件発生件数の減少。 ・緊急保護件数の減少。 ・潜在事例把握チームが組成できたか。 　参加メンバー、参加者数、会議開催回数。 　地域ケア会議の承認が得られたか。 　メンバーで課題共有が出来たか（会議後アンケート）。 　メンバーは、潜在しやすい事例のイメージが持てたか（会議後アンケート）。 ・潜在事例把握チーム会議の成果は得られたか。 　潜在事例把握のポイントは明確になったか。 　ポイントの周知拡散方法は明確になったか。 　把握・支援ルートは明確になったか。	

最終章 施策化を進めていくために

政策体系に則って考えるとわかるように、施策について考えられるようになるためには、事業について企画・立案・実施・評価というPDCAサイクルを回すことができるようになっていることが大前提である。このため本書では多くのページを事業に関する内容に割いている。しかし、読者の中には施策化についても知りたいという要望もあるだろう。このため施策化についても少し触れておきたい。

　施策は政策の「基本的な方針」に基づく具体的な方針の実現を目的とする行政活動のまとまりであり、「政策（狭義）」を実現するための具体的な方策や対策と捉えられるものである（詳しくは第2章　事業化・施策化のプロセス　1）政策体系の理解：政策、施策、事業の関係性　p.8を参照）。つまり、施策は政策が定めている目的を達成するために、いくつかの事業を分野別に整理したものと言うことができる。

　特に行政機関における施策化のチャンスは、計画策定時であることを覚えておくとよい。保健医療福祉専門職が携わる可能性のある計画は、保健医療福祉計画、介護保険事業計画、国民健康保険データヘルス計画、食育計画、地域医療構想などバラエティに富んでいる。計画は未来の状況についてある程度年数を区切って予測し、それを前提として目標や具体的な活動を定めていく[1]。そして、予算や人員といった資源を選択・集中して配分するための目安となるものである。概ね10年程度の期間について定めた基本計画と分野ごとに具体的な施策と事業を3〜5年程度の期間について定めた実施計画は、数年ごとに見直しが行われる。これは当初立てた目標をきちんと達成しているのかという確認だけでなく、大きく変動する社会情勢や地域の人口動態等を考慮し、より地域の実情に即した効果的な計画となるように修正するためである。

　また、行政機関では人事異動があるため、人が変わると仕組みも消えてなくなるようでは困る。施策化によって様々な取り組みが明文化されていることで、人事異動があっても継続的にサービス提供が行われる。上司が異動してしまうと、新たに来た上司が前の上司と異なる方針を掲げたり、従前の課題や取り組みについて説明を求められることがある。その際にも施策化されている仕事であれば、これまでの取り組みやサービスを継続する必要性を説明できるし、その継続実施も可能となる。施策化はサービスの質と量の担保にも影響するのである。

　各種計画は定期的に見直されている。このため、次の見直し時期を知りたい場合には、前回の作業スケジュールを振り返るとよい。計画の改定作業を視野に入れて日頃から準備進め、時が来たら速やかに実行に移すことが必要となる。そこで大切になるのが 1）地域ケアシステムの青写真（理想）を描き、具現化する力、2）根拠を整理しまとめる力、3）みんなを巻き込む力、4）担当業務は全体の一部であることを意識する力、である。

1 地域ケアシステムの青写真（理想）を描き具現化する力

　現場で働く専門職は、日頃は一つひとつの事業を運営し、個別ケアに注力している。事業化に取り組むことが出来れば、地域ケアシステム（仕組み）について考え、青写真（理想像）を描く作業は比較的容易に取り込むことができるだろう。

---

1) **支援対象者が、どういうふうになればよいのかという青写真（理想像）を描く**
　・支援対象者を紙の真ん中に配置し、その人を取り巻く社会資源や仕組みを記載する。
　・地域に不足している社会資源や仕組みを明確化する。
　・全体の中で、どの部分を強化するかを検討する。
2) **理想と現実の間にどの程度ギャップがあるのかを明確化し、目標値を設定する**
　・現状を踏まえ、目標値を設定する。
3) **既存の事業・施策では十分に解決しきれない課題であることを根拠に基づき整理する**
　・表2　新たな地域のケアシステムの必要性を判断する際のポイント（➡ p.101）に基づき、根拠を用いながら整理する。
　・地域ケアシステムの目指す方向性を明確化する。
4) **施策・事業としての位置付けを検討し、明文化する**
　・施策・事業の内容と位置づけを具体的に検討する。
　・計画策定時や実施要綱作成時に明文化する。
5) **当初描いた青写真（理想像）と照らし合わせて、どこの部分がどれだけ進んでいるか（または遅れているか）、さらに強化が必要な部分を明確化する**
　・どの部分がどれだけ進んだか、または遅れているかを把握する。
　・今後強化が必要な部分を特定し、取り組む。

図1　地域ケアシステムの青写真を描き、具現化していく手順

1) 支援対象者が、どういうふうになればよいのかという青写真（理想像）を描く

　まず、日頃の業務で出会う支援対象者が、どういうふうになればよいのかという青写真（理想像）を描くことが必要になる。支援対象者を紙の真ん中に配置して、その人を取り巻く社会資源や仕組みは現状ではどうなっているのかを描いてみよう。図式化することで、地域に不足している社会資源や仕組みが見えてくるだろう。本書で取り上げている問題を取り巻く因果関係図を描くことが出来ていれば、それを解決・改善するための社会資源や仕組みについて加筆すればよいので比較的取り組みやすいはずである。全体像を描き、不足している社会資源や仕組みを特定出来たら、全体の中でどの部分を強化するかを検討してみよう。

2) 理想と現実の間にどの程度ギャップがあるのかを明確化し、目標値を設定する

次に現状の問題点を整理し、理想と現実の間にどの程度ギャップがあるのかを明確化してみよう。このギャップを埋めるのが政策・施策・事業である。重要となるのが、目標をどのレベルに設定するかである。目標は（1）限界目標値、（2）充足目標値、（3）期待目標値に分けられる[2]。組織の状況や予算の制約等により、常に理想に最も近い（3）期待目標値を設定できるわけではない。理想を高く持ち、それに少しでも近づけるように努力することは大切だが、一定期間に目標値を達成し、成果をきちんと出すことも大切である。このため目標値は、現実に即した形で設定する必要がある。

表1 目標値について

種類	内容
（1）限界目標値	この値以下の状態に陥らないようにするための最低限度の目標値。
（2）充足目標値	この値まで到達できれば善しとする目標値。
（3）期待目標値	この値まで到達したいという理想の目標値。

（理想と目標値の関係）
理想には遠い
↕
理想に近い

引用・参考文献[2]をもとに筆者作成。

3) 既存の事業・施策では十分に解決しきれない課題であることを根拠に基づき整理する

例えば、「地域で母親が孤立せずに育児をしてほしい」という理想像を考えているとしよう。近年管轄地域では高齢出産の母親が増加しており、高齢の祖父母世代に育児のサポートを頼めなかったり、母親の実親との折り合いが悪いため家族内のサポートが期待できない事例が頻出していて問題になっていた。既存事業では、母親の家事や育児を手助けする仕組みはない。民間サービスで家事代行業はあるものの、費用が1時間2,500円とやや高額であり、気軽に活用できる価格設定ではない。産後は母親が休養を取りながら些細なことでも不安や心配事を解消しながら育児できる環境が特に重要であり、家族によるサポートが手薄なことで育児不安から産後うつに陥ったり、児童虐待へと発展する恐れもある。

また、専門職だけで支援を要する母親の家事や育児をすべて手助けすることは難しいため、何らかの対策を検討することが必要である。さらに、地域特性・社会情勢に目を転じてみると高齢出産の母親が増加していることや身内による助け合いを前提とした育児が成り立たなくなってきている。また育児を社会全体で支えようとする機運が高まっており、国を挙げて児童虐待防止対策が推進されている。しかも近隣のＢ市で今年度から産後ケアセンターが開設され、産後の母子の孤立を防ぎ、家事や育児を具体的に支援する様々なメニューを提供している。つまり、家族以外の力を活用して母親が産後の大変な時期を乗り切るための支援策が新たに求められていると考えることができる。

　これらのポイントは、事業化の必要性を検討する際のプロセスとさほど変わりないことが理解できるだろう。

表2　新たな地域ケアシステムの必要性を判断する際のポイント

ポイント	具体的な内容
①同様の問題を持つ対象者とその共通点	・高齢出産の母親が増加。 ・母親の実親との折り合いが悪いため家族内のサポートが期待できない事例の増加。
②既存事業の問題点	・母親の家事や育児を手助けする既存事業はない。 ・民間サービスで家事代行業はあるが高額。
③放置した場合の影響	・母親が育児不安から産後うつに陥る可能性や、児童虐待へ発展する恐れあり。
④専門職だけで対応できる問題か	・支援を要する母親の家事や育児を専門職がすべて手助けすることは難しい。
⑤地域特性・社会情勢	・高齢出産の母親が増加。 ・家族の力を活用して育児するという身内による助け合いを前提とした育児が成り立たなくなってきている。 ・育児を社会全体で支える機運の高まり。
⑥根拠となる政策	・国を挙げての児童虐待防止対策の推進。
⑦参考になる他の地域の取り組み	・近隣のＢ市で今年度から産後ケアセンターが開設され、家事や育児を支援する様々なメニューを提供。

引用・参考文献[3]をもとに筆者作成。

最終章　施策化を進めていくために

4）施策・事業としての位置付けを検討し、明文化する

　「家族以外の力を活用して母親が産後の大変な時期を乗り切るための支援策が公的に求められている」という地域ケアシステムの方向性を施策として位置付けるためには、どの政策の下位に位置付けるかを考える必要がある。その上で「産後ケアの充実」のように地域ケアシステムの方向性を網羅しつつ、端的に要約した施策案を作ることが必要となる。また他の施策との整合性や重複についても検討する必要がある。同時に理想と現実の間のギャップを埋めることが出来るサービスメニュー（事業）案について考える必要がある。

　この方法は現場の課題に端を発して施策化について検討する「ニーズからの施策化」を目指す場合だけでなく、国や都道府県等からの新たな政策の実施が求められる「政策からの施策化」[4]を試みる場合にも役立つ。担当者は、国や都道府県の政策を地域の現状にフィットする形に修正して適用する必要がある。政策の目的を理解しつつ、地域の現状を踏まえた施策とするためには「支援対象者がどういうふうになればよいのか」という理想像を描き、現状と政策の目的との間に生じているギャップを明確化し、具体的なサービスメニュー案を考える作業が不可欠である。

　施策が計画にきちんと位置付けられているかどうかは、単に事業実施の可否だけではなく、現在および将来支援対象者となり得る人々の発生の予防や、より多くの人を早い段階で救えるかどうかとも関連してくる。また保健衛生費や医療費、介護保険費

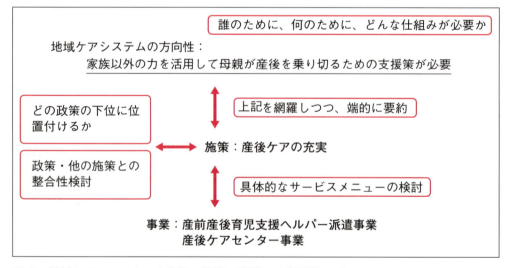

図2　地域ケアシステムの方向性の施策・事業への具現化のポイント

など様々なコスト削減への貢献も期待できる。つまり施策化により、現在だけでなく将来にわたって住民の保健・医療・福祉・介護等を守ることが可能になるのである。

一方、時期的な問題で、計画に施策や事業を位置付け、地域ケアシステムを具現化することが難しい場合もある。そのような場合には事業実施要綱等を作成し、担当者の異動による影響を最小限とし、サービスの継続提供を可能にする努力が必要となる。

5) 当初描いた青写真（理想像）と照らし合わせて、どこの部分がどれだけ進んでいるか（または遅れているか）、さらに強化が必要な部分を明確化する

地域ケアシステムを構築しようとする際には、全体像を見据えながら一つひとつの施策や事業について丁寧に検討することが必要となる。そしてそのプロセスでは、当初描いた青写真（理想像）と照らし合わせて、どこがどれだけ進んでいるか、またどこが遅れているのかを把握する作業が必要となる。個々の進捗状況だけでなく全体を俯瞰する作業を行うことで、より効率的・効果的にケアシステム構築に向けて仕事を行うことが可能になる。もちろん、状況に応じて青写真を適宜修正していく作業も必要になる。

自分の任期中だけで全てのケアシステムを整えることが難しい場合もあるだろう。その時には次の担当者が継続的にその整備に取り組めるように引継ぎをする必要がある。

2　根拠を整理しまとめる力

　「産後ケアの充実」が施策として位置付けられるためには、根拠となるデータが必須である（詳細は3章4　p.39参照）。データを集める上で考慮すべき重要なポイントは「集めたデータは、地域の現状と専門職が描く理想像とのギャップを浮き彫りにするか」である。ギャップの存在を根拠に基づき明示できれば、それを埋めるための政策・施策・事業が必要であるという合意形成が、専門職以外の職種や上司とも円滑に進めやすくなるからである。このため施策化を目指す現場の専門職は、地域の現状と専門職が描く理想像とのギャップを浮き彫りにするようなデータ収集を心がける必要がある。その際、大切なのは「自分なりの仮説を立てる」ことである。なぜならばやみくもにデータ収集してもそれをどう分析するのか、どう考察するのかという筋道を予め立てておかないと徒労に終わってしまうからである。

　例えば、②既存事業の問題点（➡ p.101 表2）を明らかにするためには、既存事業では支援対象者の健康・生活問題を支えきれていないという根拠を示す必要がある。既存事業の現状を整理する一つの方法として、既存事業の対象者や既存事業の長所・短所をリストアップしてみるとよい。自分たちが考えている支援対象者が既存事業の枠組みで網羅されているかが明らかになる。また既存事業の活用に関する実態調査をすると、実際にどの程度既存事業が活用されているか否かが明らかになる。もし既存事業が十分に活用されていなければ、改善を提案する必要がある。さらに、支援を提供している専門職や対象者に対して「どのような事業があればよいか」を尋ねるアンケート調査を行うのも一つである。調査項目の中に施策化を目指す事業について盛り込んでおけば、どの程度ニーズがあるのかを数値化することが可能になる。また既存事業と比較してみることで、必要とされている事業が十分に整備されているか否かを明らかにできる。ヒアリング調査を行う時も同様に、相手方のニーズを把握するための質問項目を準備しておくことが大切である。

　また③放置した場合の影響については専門職としての経験知だけでなく、支援策が十分に整備されていないことで日常生活が困難になっている事例を整理してまとめたり、推計値を算出するといった方法が役立つ（詳細は第3章を参照）。残りの4つのポイントは、根拠を整理しまとめるというよりも、事実を記載することが中心となるため、ここでは説明を省略する。

3　みんなを巻き込む力

　仲間をつくることの重要性は3章5（→p.45）で述べた通りだが、専門職は地域で起こっている様々な問題を分析し、対策の必要な問題を特定している。そして特定した問題が「組織として取り組む課題」となるために、問題に取り組む意義や必要性、取り組むことによって期待される効果などをわかりやすく説明し、対象者や住民全体、関係者に問題意識を持ってもらうように働きかけをしている[3]。これは、翻訳・橋渡しとも言い換えられるが、組織において専門職が果たす重要な機能の一つである。

　有名なアフリカの諺で、「早く行きたいなら一人で、遠くへ行きたいならみんなで行け（If you want to go fast, go alone. If you want to go far, go together）」という言葉をご存知だろうか。専門職が翻訳・橋渡し機能を発揮し、みんなを巻き込むことが出来ればより早く、より高い目標まで到達することが可能になる。その具体的な手法をいくつか紹介しよう。

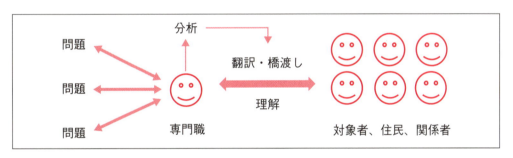

図3　専門職の翻訳・橋渡し機能

1）1枚紙の資料を作り、みんなで活用する

　「1枚紙」という言葉を聞いたことがあるかもしれないが、現状と課題、計画、実際の取り組み、成果などを文字通り1枚の紙にまとめて説明資料として活用するのである。書式はワードでもパワーポイントでも何でも良いが、「一目で見て問題や期待される効果がわかる」構成になっていることが大切である。事業化・施策化の必要性を説明する際には、付録資料のような内容を網羅した1枚紙が役立つ。また問題提起をしたい時には、自分の地域と他の地域の医療費や受診率を比較して棒グラフで示したり、増加や減少について経年的変化を示す時には折れ線グラフを活用して、「今こ

の問題に取り組まないと大変なことになる」ことをアピールしよう。同じ資料をあちこちで配るという方法を取ると、様々な人が資料を目にする機会が増えるので問題の認知度が高まる。

　活動の成果を見せたい場合には、活動を始める前と実施後の効果を比較する棒グラフや、経年的変化を示してみよう。具体的な活動の写真が添えられていると親近感やリアリティが増すので、被写体となる方の許可を得ながら効果的に活用できるとよい。1枚紙は専門職以外の担当者が説明会などに出向いて所属部署の取り組みや成果を説明する際の資料としても使える。例えば「部内関係者向け説明資料」、「自治会向け説明資料」、「外部関係者向け説明資料」、のように対象者別に内容をアレンジして共通フォルダに保存し、必要な時にプリントアウトして配布しているという組織の方の話を聞く機会があった。グラフ用のデータは毎年アップデートして修正加筆すれば、多くの労力をかけなくても根拠が自ずと積み重なり説得力を増す資料となる。みんなの力を活用して翻訳・橋渡し機能を強化できれば、より早く、そしてより多くの人の理解が深まり、取り組みを普及できるようになる。

2）　会議体を設置する

　「3人寄れば文殊の知恵」と言われるように、何事も一人で考えるには限界がある。また草の根活動的に一人ひとりと対話することも大切だが、様々な立場の人と意見を交換することで、より最適な解を導き出すことが可能になる。問題や方向性の整理のためには「ワーキンググループ」、問題の検討のためには公式な「委員会」や「協議会」、情報共有や意見交換のためには「連絡会」、「懇談会」、「座談会」、「ワークショップ」、のように、よく見ると地域には様々な会議体が設置されている。この会議体の設置こそが、みんなを巻き込む重要な枠組みなのである。

　公式な会議体の参加メンバーの選定は最も重要な仕事の一つであり、地域内外のキーパーソンについて把握しておく必要がある。今まで関わりがあまりなかった方でも、新たにメンバーとして入って頂くことで関係性を構築することが可能になる。また決裁権者や学識経験者だけでなく、経験の少ない若手もメンバーに迎え、経験知を増やす機会を与えることも忘れないでほしい。施策化ができるようになるためには、他者が主導して行った施策化に参画した経験を持つことが重要とされている[5]。組織的に施策化ができる職員を育てていくためには、若手にいかに経験を積ませるかが鍵となる。さらに様々な意見を集約していく上で、座長を誰にするかということも検討

しておく必要がある。

　なお、会議体を設置する際には報告ルートをどのようにするかということも並行して検討する必要がある。こちらが意図する上司やその上の幹部にきちんと毎回の議事録やまとめの報告書が届けられるかどうかは、後の意思決定にも影響するため大切な問題である。このため、新たに設置する会議体はどこの会議体の下位または上位に位置付けるのか、その場合の報告ルートはどうなるのかについても予め考えておこう。所属組織の規模が大きくなればなるほど、会議体の位置づけや報告ルートを検討することが、施策化を進めるために必要となる。

3）スケジュールを見える化する

　計画策定のような締め切りの決まっている仕事では、いつまでに何の作業をどこまで仕上げるのかという工程表が定められていることが多い。全体の工程表に基づき、関係する親会議と作業部会のスケジュールも自ずと決まってくる。もし最終的な仕上がり日以外のスケジュールが定められていなければ、リーダー格に当たる人が細かい目標設定とスケジュール管理を作成し、メンバーと共有する必要がある。具体的な作業を行うだけでなく、メンバー全体で課題を検討・共有し、合意形成を図る時間も必要となる。特に多職種が合同で作業を進める場合には、みんなが使える共通言語を模索したり、価値観を共有するまでに意外と時間がかかることもある。また作業が遅れる場合や、議論がまとまらず結論が持ち越しになる場合も想定されるため、スケジュールにはある程度余裕を持たせておく必要がある。なお全員が会議に参加できる

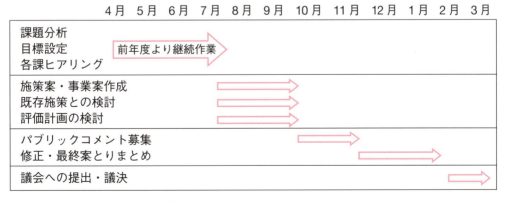

図4　計画策定の工程表の一例

時間は限られているため、資料の下準備や日頃からの情報共有が重要になる。メールや課共有フォルダ等を活用して、誰もが必要な情報にいつでもアクセスできるような工夫をしよう。

　計画通りに確実に作業が進めば、自分にとってもメンバーにとっても自信とやる気につながるだろう。ぜひスケジュールの見える化とスモールステップの達成を目指してほしい。

4) 近隣と一緒に取り組む

　比較的規模の大きい組織の場合にはあまり苦労はないかもしれないが、規模が小さい組織や地方自治体の場合には、自分の所だけで施策化に取り組むことが難しい場合がある。この時に役に立つのが、近隣の施設や地方自治体の協力を求めながら一緒に問題解決に取り組むという方法である。例えば、地方自治法に定められているとおり、一部事務組合や広域連合は、複数の地方自治体が協力しながら行政サービス（ゴミ処理や消防、保健医療福祉介護サービスなど）を提供している。また複数の医療機関が協力して緊急受診を減らすために夜間の当直を当番制にするなど、みんなで取り組むことで負担を軽減し、持続可能な仕組みが作られている。他にも講演会や勉強会を輪番制で開催するなど、みんなで協力して人を集める仕組みを作る方法を考えることが大切である。さらに地域の社会資源（職能団体、大学、行政、医療機関など）の協力を得て様々な健康問題を解決するためにコンソーシアム（共同事業体）を立ち上げる方法など、実に様々なやり方がある。今後人口減少がより一層進展し、持続可能な仕組み作りが必要になっていくことを考慮すると、近隣と一緒に取り組むという姿勢はますます重要になるだろう。

4　担当業務は全体の一部であることを意識する力

　専門職は、その道のプロフェッショナルである。また保健医療福祉関連の部署に配属されると、専門職がマジョリティで事務職がマイノリティとなることがある。こうした中で専門職が中心となって専門分野の課題について検討し、対策を講じていると、あたかも自分たちの取り組む保健医療福祉の問題が組織にとって最重要課題であるかのように錯覚してしまうことがある。

　組織図を見ると一目瞭然だが、私たち専門職が担当している業務や所属部署は、全体の中のごく一部にしか過ぎないのである。このことを肝に銘じておく必要がある。何故ならば、施策化は自分たちの考えている新たな課題を全体の施策の中のどこに位置付けるのかを検討する作業が必要となるからである。このため、組織の大目標である政策や、まちづくりの方向性について熟知しておく必要がある。国や組織全体の流れをとらえた上で、その方向性とどのように整合性を取っていくのかが大切である。もちろん保健医療福祉の問題は、医療費や介護保険費、保健衛生費などと深く結びついているため、優先度が比較的高めの課題となり得ることが多い。だからといって、いつも最優先の課題となるかどうかは別問題である。例えば震災復興直後の時期や、政策に基づき都市開発が急速に進められている時にはインフラ整備が優先課題となり、多額の予算が付けられることがある。一方、それ以外の分野の予算は抑制される場合がある。これはごく一例に過ぎないが、「そういうこともある」ことを知っているのと知らないとでは対応が変わってくるだろう。知らなければ「どうして保健医療福祉の問題の方が大切なのに、予算が付かないのか」と不満に思うかもしれない。全体に目を転じれば、今は保健医療福祉にお金をかけられない時期であることが納得できるだろう。日頃から「常に全体を俯瞰的に見る」ことを意識しよう。

　また多くの組織では、専門職がマイノリティで事務職がマジョリティである場合が多い。そして私たちマイノリティの専門職が支えている住民も、地域住民全体から見るとマイノリティである場合が少なくない[6]。マジョリティにマイノリティの問題を伝え、その問題を組織的に取り組むべき課題として施策に位置付けていく作業は、平坦な道のりではない。だからこそ自分たちが全体の一部にしか過ぎないことを意識し、地道に活動することが大切である。

引用・参考文献

1) 西尾勝：行政学〔新版〕．有斐閣，p.290-298，2001．
2) 佐々木信夫：日本行政学．学陽書房，p.176-192，2013．
3) Kyoko Yoshioka-Maeda, Sachiyo Murasima and Kiyomi Asahara：Tacit knowledge of public health nurses in identifying community health problems and need for new services：A case study. International Journal of Nursing Studies 2006；43（7）：819-826．
4) 吉岡京子・岡本有子・村嶋幸代：日本の地方公共団体に働く保健師の施策化に関する文献レビュー．日本地域看護学会誌 5（2）：109-117，2003．
5) 吉岡京子・村嶋幸代：日本の市町村保健師による事業化プロセスの経験とその関連要因．日本公衆衛生雑誌 54（4）：217-225，2007．
6) 吉岡京子：保健師のための行政学入門　なぜ「保健師は何をやっているのかわからない」と言われてしまうのか？　保健師ジャーナル 71（1）：66-70，2015．

索　引

A〜Z

PDCA サイクル　*13*
SBAR　*56*

あ

アウトカム　*60*
アウトプット　*60*
一枚紙　*105*
因果関係図　*32, 39, 42, 44*
遠因　*32*

か

架け橋　*18*
課題設定　*13*
貨幣価値　*51*
貨幣換算　*50*
既存事業の問題点　*100, 101, 104*
ギャップ　*99, 100, , 102, 104*
行政計画　*11, 12*
近因　*31*
ケアシステム　*98, 99*
計画　*9*
計画策定　*98*
経済的損失　*64*
健康の社会的決定要因　*35*

健康の不平等　*35, 36, 58, 67*
合意形成　*16, 104*
公平性　*19*
合理性　*16*
効率性　*19*
根拠　*39, 44*
根拠となる政策　*101*

さ

裁量権　*18*
支援困難事例　*27*
事業　*8*
事業化・施策化　*2, 3, 11*
自立・互助・共助　*14, 78*
施策　*2, 8*
事務事業　*8*
社会格差　*35*
社会情勢　*101*
将来起こり得る問題　*54*
上流　*64*
上流からの支援や介入　*66*
深刻化する可能性　*32*
真の問題　*32, 37*
推計値　*43, 59*
政策　*2, 8*
政策過程モデル　*13*
政策からの施策化　*3, 102*

111

索 引

政策（施策・事業）案作成　*15*
政策（施策・事業）課題としての設定　*14*
政策（施策・事業）決定　*16*
政策（施策・事業）実施　*17*
政策（施策・事業）評価　*19*
政策体系　*8, 9, 12*
政策目標　*8*
制度の狭間　*5, 27*

た

誰のために、何のために　*15, 68*
地域特性　*101*
トップダウン　*3*

な

仲間をつくる　*46*
仲間を広げる　*48*
仲間を見つける　*45*
ニーズからの施策化　*3, 101*
日常業務の気づき　*24*

は

背景要因の分析　*6*
橋渡し　*105*
必要性　*19*
評価計画　*16*
評価指数　*16*

費用対効果　*49, 50, 53*
費用便益分析　*53*
付加価値　*51*
俯瞰的に見る　*109*
便益　*51, 53*
放置した場合の影響　*101, 104*
ボトムアップ　*3*
翻訳　*105*

ま

マイナスシーリング　*49*
見える化　*42*
未達の課題　*71*
目標　*99*
問題の発見　*13*
問題の分析　*13, 14*
問題の持つ深刻さ　*64*

や

有効性　*19*
優先性　*19*
要因分析　*35, 36, 37*
予算　*16, 49, 67*
予防　*2*

ら

類似する問題（事例）　*65*

おわりに

　約15年前に事業化・施策化の研究に着手した当時、「事業化・施策化」は今ほど一般的に用いられている用語ではありませんでしたし、専門職として何をしているのかも十分に整理されておらず、正に雲をつかむような状態でした。しかし、村嶋幸代先生（東京大学名誉教授、大分県立看護科学大学学長・理事長）のご指導の下で修士論文と博士論文と研究を進めていく中で、事業化・施策化は保健師にとって重要な機能であることが次第に明らかになって参りました。長年にわたりご指導賜りました村嶋幸代先生に心から感謝申し上げます。

　私と同時期に事業化・施策化の研究をされていたのが、共著者である塩見美抄先生と細谷紀子先生です。お二人とは学会発表を通じて親交を深め、いつも研究を続ける勇気と元気を頂いておりました。現場への奉職で研究生活から離れたため、一旦は疎遠となっておりましたが、いつかお二人と共同研究させて頂きたいと密かに構想を温めておりました。大学にて教育・研究に携わるご縁を頂いた折に、早速お二方に共同研究について御相談させて頂くと共に、現場のことをよく御存知の統計家である片山貴文先生を塩見先生からご紹介頂きました。大変お忙しい片山先生にもご快諾頂き、4人で科学研究費基盤B「地域ニーズに基づく施策化を展開するための中堅保健師向け教育プログラムの開発」（代表：吉岡京子）を申請し、平成28年度から研究助成を受けることが出来ました。この間、多くの現場の保健師の皆様のご協力を頂きながら研究を進めて参りました。本書はその成果の一部です。様々な偶然と幸運が重なる中で、このテーマに一緒に取り組んで頂いた共同研究者の先生方と全ての関係者の皆様に心から感謝を申し上げます。本書が、事業化・施策化をすすめようとされている現場の専門職の方のヒントになれば幸いです。

　また、本書の出版にご尽力頂きましたクオリティケア社の鴻森和明様をはじめ、関係者の皆様方にも深謝申し上げます。表紙には上流から地域の健康問題を支援し、ご当地システムづくりにつなげて頂きたいという願いを込め、川をモチーフにデザインして頂きました。そして最初の読者としていつも貴重な助言をしてくれた家族にも謝意を表します。

　末筆ではございますが、読者の皆様方のご健勝とご多幸を祈念致します。

吉岡　京子

著者略歴

吉岡　京子

1998 年兵庫県立看護大学（現：兵庫県立大学）看護学部看護学科卒業。2003 年東京大学大学院医学系研究科修士課程修了。2006 年同博士課程修了（保健学博士）。虎の門病院看護師、特別区保健師として勤務。2013 年より東京医科大学医学部看護学科地域看護学准教授、2018 年より国立保健医療科学院生涯健康研究部公衆衛生看護研究領域主任研究官。

塩見　美抄

1996 年千葉大学看護学部看護学科卒業。大阪市保健市として 5 年間勤務。2003 年神戸大学大学院医学系研究科保健学専攻博士前期課程修了。2009 年同博士後期課程修了（保健学博士）。2003 年より神戸大学医学部保健学科地域看護学助手。2009 年より兵庫県立大学看護学部地域看護学講師、2012 年より同准教授。

片山　貴文

1993 年工学院大学大学院工学研究科 博士後期課程修了（工学博士）。1994 年 鈴鹿医療科学技術大学医用工学部 助手。同年、徳島大学医学部衛生学講座 助手。2002 年 徳島大学医学部附属病院医療情報部 助手、2005 年 兵庫県立大学看護学部 准教授、2010 年 同教授。

細谷　紀子

1993 年千葉大学看護学部看護学科卒業。千葉県鎌ヶ谷市保健師として 6 年間勤務。2001 年千葉大学大学院看護学研究科博士前期課程修了。2001 年より千葉大学看護学部看護学科助手・助教として勤務。2009 年より千葉県立保健医療大学健康科学部看護学科講師、2014 年より同准教授。

付　録

要因分析シート（因果関係図）

原因

［今回介入する原因：　　　　　　　　　　　　　　　　　　　　　　　　　　　　　　　　　］

注：作成時には地域や固有名詞等の個人情報を記載しないようにしてください。
Copyright ⓒ　Kyoko Yoshioka-Maeda, Misa Shiomi, Takafumi Katayama, Noriko Hosoya

付　録

問題　　　　　　　　　　　予測される
　　　　　　　　　　　　　結果・影響

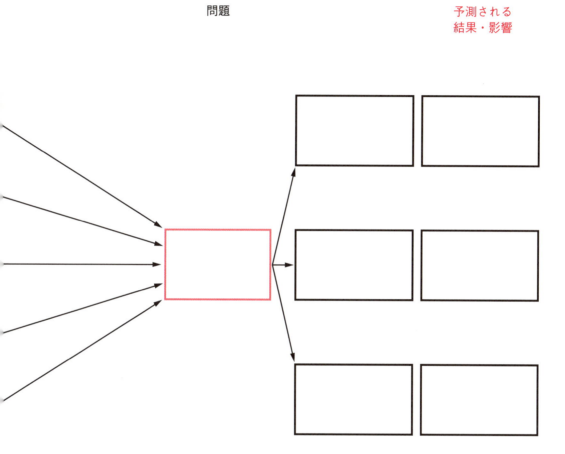

付　録

事業提案書
事業名：

1. 目的	
2. 現状・課題分析	（現状） （課題：行政/組織として取り組む必要がある問題） （既存事業の課題）
3. 対象	
4. 方法（具体的な実施方法）	
5. 法的根拠	
6. 予算	
7. 予想・期待される効果	
8. 評価計画・評価指標	

保健医療福祉専門職のための
事業化・施策化のすすめ方

発　行　2018年10月1日　第1版第1刷 ©
編　著　吉岡　京子
発行者　株式会社　クオリティケア
　　　　代表取締役　鴻森和明
　　　　〒176-0005　東京都練馬区旭丘1-33-10
　　　　電話　03-3953-0413
　　　　e-mail　qca0404@nifty.com
印刷・製本　双文社印刷
ISBN 978-4-904363-72-0　C3047　￥2400E